高等学校医学规划教材
（供临床、全科、基础、预防、护理、口腔、检验、药学等专业用）

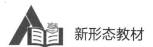
新形态教材

组织学与胚胎学

Zuzhixue yu Peitaixue

（第2版）

U0338867

主　编　廖　敏

副主编　姜玉峰　刘　芬

编　者（以姓氏汉语拼音为序）

陈佰慧（温州医科大学）　　　　陈伟光（温州医科大学）

范肖肖（温州医科大学）　　　　韩金红（新乡医学院）

何颖红（大理大学）　　　　　　姜玉峰（成都医学院）

李　嫱（温州医科大学）　　　　李诗沫（温州医科大学）

廖　敏（温州医科大学）　　　　刘　芬（温州医科大学）

任艳华（温州医科大学）　　　　王世鄂（福建医科大学）

王　旸（温州医科大学）　　　　许瑞娜（湖北中医药大学）

许晓源（九江学院）　　　　　　许朝进（温州医科大学）

张　婵（温州医科大学）　　　　张　杰（九江学院）

张军明（温州医科大学）

高等教育出版社·北京

内容简介

　　本书是高等学校医学规划教材。作者为来自国内多所高等医学院校长期工作在教学、科研一线的教授、学者，根据相关医学类专业学生的培养目标和教学内容，融汇多年的教学经验编写而成。

　　本书在借鉴国内外同类教材优点的同时，以实用、简洁为原则，在内容上，重点突出、条理清晰、结构紧凑。本书配有270余幅图片，和文字相得益彰，便于学生理解和记忆。以书配数字课程的模式出版，适应教育数字化、信息化的发展需求。

　　本教材适用于临床、全科、基础、预防、护理、口腔、检验、药学等专业学生使用。

图书在版编目（CIP）数据

　　组织学与胚胎学 / 廖敏主编 . -- 2 版 . -- 北京：高等教育出版社，2021.2（2022.8 重印）

　　供临床、全科、基础、预防、护理、口腔、检验、药学等专业用

　　ISBN 978-7-04-055623-0

　　Ⅰ. ①组… Ⅱ. ①廖… Ⅲ. ①人体组织学 - 医学院校 - 教材 ②人体胚胎学 - 医学院校 - 教材 Ⅳ. ① R32

　　中国版本图书馆 CIP 数据核字（2021）第 020793 号

总 策 划　吴雪梅　杨　兵
策划编辑　瞿德竑　　　责任编辑　瞿德竑　　　封面设计　赵　阳　　　责任印制　田　甜

出版发行　高等教育出版社	网　　址	http://www.hep.edu.cn
社　　址　北京市西城区德外大街4号		http://www.hep.com.cn
邮政编码　100120	网上订购	http://www.hepmall.com.cn
印　　刷　北京市鑫霸印务有限公司		http://www.hepmall.com
开　　本　787mm×1092mm　1/16		http://www.hepmall.cn
印　　张　14	版　　次	2012 年 1 月第 1 版
字　　数　330 千字		2021 年 2 月第 2 版
购书热线　010-58581118	印　　次	2022 年 8 月第 2 次印刷
咨询电话　400-810-0598	定　　价	44.60元

本书如有缺页、倒页、脱页等质量问题，请到所购图书销售部门联系调换
版权所有　侵权必究
物 料 号　55623-00

数字课程（基础版）

组织学与
胚胎学

（第2版）

主编 廖 敏

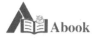

组织学与胚胎学（第2版）

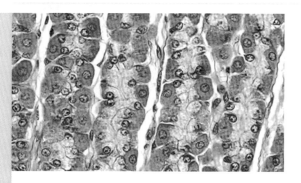

组织学与胚胎学第2版数字课程与纸质教材一体化设计，紧密配合。数字课程包括教学PPT和习题等，在提升课程教学效果的同时，为学生学习提供思维与探索的空间。

用户名：　　　　　密码：　　　　　验证码：　　　　　5360　忘记密码？　登录　注册

http://abook.hep.com.cn/55623

扫描二维码，下载Abook应用

前　言

　　随着我国医学教育事业的蓬勃发展，各高等医药院校在临床医学专业之外，增设了许多相关医学类专业，如全科、预防、护理、口腔、麻醉、影像、检验、药学和中药专业等。它们和临床医学专业相比，在教学计划、培养目标和教学要求上均存在较大差异。为了适应当前医学教育的发展趋势，受高等教育出版社委托，多位来自国内各高等医学院校长期工作在教学、科研一线的教授和学者，根据相关医学类专业学生的培养目标和教学内容，融汇多年的教学经验编写了此书。

　　组织学与胚胎学是一门重要的医学基础课程，与后续的多门基础和临床医学课程有紧密的联系。在本教材的编写过程中，我们对组织学与胚胎学的内容进行了系统的叙述，力求做到内容简洁、重点突出、实用性强。在文字的描述上，力求标准规范，对某些传统叙述的不妥之处做了相应的修正。本书配有 270 多幅图片，绝大部分是照片图，采用全彩色印刷，图文合一，更加适应学生的理解和学习。

　　本书以书配数字课程的模式出版，数字课程的内容除了各章节的图片之外，还包括教学课件和习题，有利于学生自学和复习，也可供教师授课参考。

　　由衷感谢各编委在编写过程中的辛勤付出。感谢温州医科大学胡晞老师为本教材绘制了大量精美的插图。感谢高等教育出版社对本书出版提供的指导、建议和帮助。

　　由于我们的水平有限，疏漏在所难免，敬请广大读者批评指正。

廖　敏

2020 年 7 月

目 录

I

第一章

组织学绪论

第一节　组织学研究内容和意义

组织学（histology）是研究人体正常微细结构及其相关功能的科学，是一门重要的基础医学课程，也是生命科学的基础学科。基础医学中，解剖学研究人体的结构，而生理学研究人体的功能。人体结构非常复杂，所以解剖学内容包含不同的层次，从最小的细胞到最大的器官，以及器官之间的关系。大体解剖学是在整体观察和解剖过程中，用肉眼对人体器官进行研究。组织学是随着显微镜的出现，在解剖学的基础上从宏观向微观发展形成的。解剖学主要在系统和器官水平上研究机体的结构，组织学则是在组织、细胞、亚细胞和分子水平上对机体进行研究。

细胞（cell）是人体形态结构与功能的基本单位。细胞由细胞膜、细胞质和细胞核三部分构成。一个成年人约有 1×10^{15} 个细胞，可分为 200 多种，各种细胞具有一定的形态结构特点、合成与其功能相关的物质、进行某种代谢和生理活动。各种细胞相互协调，共同维持机体的生命活动。

组织（tissue）由结构相同或相似的细胞群及细胞外基质（extracellular matrix）构成。细胞外基质是由细胞分泌产生的非细胞成分，包括纤维、基质和不断流动的体液，它们参与构成细胞生存的微环境，起支持、连接、营养、保护等作用。人体大致由四大基本组织（primary tissue）构成，即上皮组织、结缔组织、肌组织和神经组织。

器官（organ）由不同类型的组织按一定的比例、数量及方式组合而成，具有一定的形态结构和特定的生理功能，如心、肺、淋巴结、脾、肝等。

系统（system）是由数个形态结构相似或不同但生理功能相关的器官组合而成。人体可分为神经、感觉、循环、免疫、内分泌、消化、呼吸、泌尿、生殖、运动等系统。

第二节　组织学发展简史

组织学的建立首先归功于显微镜的发明。1665 年，英国物理学家 Hooke 应用自制的显微镜观察软木塞薄片时，将一层蜂房状小室称为细胞，这个发现开创了应用显微镜观察生物微细结构的先河。此后，意大利学者 Malpighi、荷兰学者 Leeuwenhoek 用显微镜观察了不同的细胞。1801 年，法国人 Bichat 提出了"组织"一词。1819 年，德国学者 Weyer 提出了"histology"一词。1838 年和 1839 年，德国植物学家 Schleiden 和动物学家 Schwann 分别提出，细胞是一切植物和动物结构和功能的基本单位，随即创立了细胞学说。细胞学说、物质和能量守恒定律及进化论，被誉为 19 世纪自然科学的三大发现。随着显微镜制造技术的提高、组织切片机的发明、标本固定和染色方法的建立，组织学逐渐成为一门独立的学科。1932 年，德国学者 Ruska 和 Knoll 发明了电子显微镜，使组织学研究工具的分辨率从光学显微镜的 0.2 μm 提高到 0.2 nm，从此组织学的研究水平从细胞进入亚细胞水平。近几十年，组织学技术与化学、生物化学技术相结合创建了组织化学技术，用以在切片标本上显示细胞内各种蛋白质、核酸、脂类和糖类等成分，使人们对细胞、组织的认识达到了分子水平。

第三节　组织学常用研究方法与技术

一、普通光学显微镜技术

应用普通光学显微镜（light microscope，LM，简称光镜）观察组织切片是组织学最常用的研究技术。光镜可以将观察物体放大 1 000～1 500 倍，分辨率为 0.2 μm。借助光学显微镜观察到的组织细胞结构称光镜结构。组织切片制作最常用的方法是石蜡切片术（paraffin sectioning），即组织经固定、脱水后包埋于石蜡，再切成薄的组织切片，其过程如下。

1. 取材　从机体取出所需的新鲜组织，大小一般不超过 0.5 cm³。

2. 固定　用固定液浸渍组织块，使蛋白质成分迅速凝固，终止细胞的一切代谢过程，防止细胞自溶或组织变化，尽可能保持其活体时的结构。最常用的固定剂是甲醛、乙醇和丙酮。

3. 脱水和包埋　将固定后的组织经不同浓度的乙醇脱除水分后，再用能溶于石蜡的二甲苯将组织中的乙醇置换出来，然后将组织块放置于融化的石蜡中包埋，冷却后便成了具有一定硬度的组织蜡块。

4. 切片和染色　将组织蜡块用石蜡切片机切成 5～10 μm 的薄片，裱贴在载玻片上，经二甲苯脱蜡后进行染色。染色的目的是使组织内的不同结构呈现不同的颜色而便于观察。最常用的染色方法是苏木精（hematoxylin）-伊红（eosin）染色，简称 HE 染色。苏木精为碱性染料，主要使细胞核内的染色质和细胞质内的核糖体染成紫蓝色；伊红为酸性染料，主要使细胞质和细胞外基质中的成分染成红色（图 1-1）。组织易于被碱性染料着色的性质叫嗜碱性（basophilia），易于被酸性染料着色的性质叫嗜酸性（acidophilia），对碱性染料和酸性染料亲和力都不强的称中性（neutrophilia）。

5. 封片　切片经脱水、透明后滴加中性树胶并用盖玻片封片，即可长期保存。

除 HE 染色外，组织染色方法还有很多种。例如，有些细胞经重铬酸盐处理后呈棕褐色，称嗜铬性；有些细胞经硝酸银处理后呈黑色，称亲银性；有些细胞经硝酸银处理后，再添加还原剂才能显色，称嗜银性；用碱性染料甲苯胺蓝将肥大细胞中的颗粒染色后呈现紫红色的现象，称异染性。

除石蜡切片外，根据组织特性和应用目的的不同，还有很多其他的制片方法。如将组织

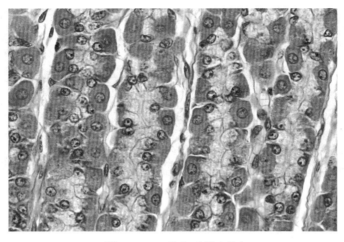

图 1-1　HE 染色（胃底腺）

块迅速冷冻后在恒冷箱切片机中切片的冷冻切片法，将血液、体液、脱落细胞等直接涂在载玻片中的涂片法，将肠系膜、皮下组织撕成薄膜后直接铺贴在载玻片上的铺片法，将骨、牙等坚硬组织磨成薄片后粘在载玻片上的磨片法。

二、特殊光学显微镜技术

（一）荧光显微镜技术

荧光显微镜是利用一个高发光效率的点，经过滤色系统发出一定波长的光作为激发光，激发标本内的荧光物质或者荧光染料发射出各种不同颜色的荧光后，再通过物镜和目镜的放大进行观察（图 1-2）。荧光显微镜主要用于细胞结构、功能及化学成分等的研究。

（二）相差显微镜技术

相差显微镜能够改变直射光或衍射光的相位，并且利用光的衍射和干涉现象，把相差变成振幅差（明暗差），同时还吸收部分直射光线，以增大其明暗的反差。因此可用以观察活细胞或未染色标本。

（三）激光扫描共聚焦显微镜技术

激光扫描共聚焦显微镜用激光作为激发光，经照明针孔形成点光源对标本内焦

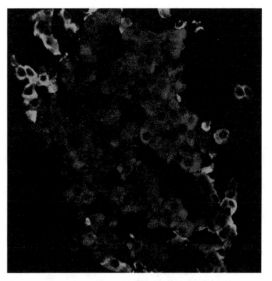

图 1-2　免疫荧光组织化学镜像（罗丹明 /FITC 标记，示胰岛 A 细胞和 B 细胞）

平面的每一点扫描，利用计算机进行图像处理，从而得到细胞或组织内部微细结构的荧光图像，能观察细胞形态和细胞内各种成分的微小变化（图 1-3），并能动态地检测细胞内各种离子、pH、膜电位等生理信号的改变，成为形态学、分子生物学、神经科学、药理学、遗传学等领域中新一代强有力的研究工具。

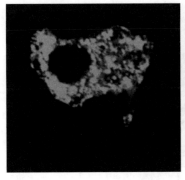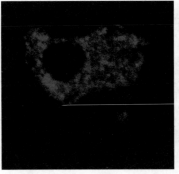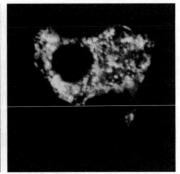

图 1-3 激光扫描共聚焦显微镜像（示 PC12 细胞）

三、电子显微镜技术

电子显微镜（electron microscope，EM）简称电镜，是根据电子光学原理，用电子束和电磁透镜代替光束和光学透镜，使物质的细微结构在非常高的放大倍数下成像的仪器。借助电子显微镜观察到的结构称超微结构或电镜结构，其分辨率可达 0.2 nm。电子显微镜按结构和用途可分为透射电镜（transmission electron microscope，TEM）和扫描电镜（scanning electron microscope，SEM）两种。

（一）透射电镜技术

透射电镜是以电子束透过样品，经过聚焦与放大后所产生的物像，投射到荧光屏上或照相底片上，用于观察细胞内部的超微结构。由于电子束穿透力低，所以标本的制备不同于普通光镜样品，其过程主要如下：新鲜取材，用戊二醛和锇酸依次固定，环氧树脂包埋，超薄切片机切片（切片厚度 50 ~ 80 nm），裱贴于铜网上，用醋酸铀和柠檬酸铅等重金属盐染色后在电镜下观察。标本在荧光屏上呈黑白反差的结构影像，凡被重金属盐浸染呈黑色或深灰色的结构，称高电子密度；反之图像明亮呈浅灰色，称低电子密度。

（二）扫描电镜技术

扫描电镜标本不需要制备超薄切片，标本经固定、脱水、干燥后在其表面喷镀一层金属膜，即可置于镜下观察。扫描电镜景深长，样品表面的金属膜可提高其导电性和图像反差，在荧光屏上扫描成像，呈现极强的立体感，常用于观察组织细胞表面的立体形态结构。

四、组织化学和细胞化学技术

组织化学（histochemistry）和细胞化学（cytochemistry）技术是通过化学或物理反应原理显示组织或细胞内某些化学成分，并对其进行定性、定位和定量的研究。不同的化学成分常用不同的研究方法。

1. 糖类　显示细胞、组织内的多糖和蛋白多糖最常用的方法是过碘酸希夫反应（periodic acid Schiff reaction，PAS 反应）。基本原理是：糖被强氧化剂过碘酸氧化后，形成乙二醛基，后者与 Schiff 试剂中的无色亚硫酸品红复合物结合，形成紫红色反应产物并形成沉淀。PAS 反应阳性即表示多糖的存在。

2. 脂类　脂类物质包括脂肪和类脂。甲醛固定标本后，冷冻切片，采用尼罗蓝、苏丹黑、油红 -O 等脂溶性的染料染色，使脂类呈色。

3. 酶 细胞内的酶种类甚多，目前已有 100 多种酶的显示法。其基本原理均是利用酶对其相应底物水解、氧化产生的反应物与捕获剂发生反应，形成有色终产物，并根据终产物显色的深浅来判断该酶活性的强弱。

4. 核酸 显示 DNA 的传统方法为 Feulgen 反应。切片先经稀盐酸处理后，使细胞内 DNA 水解，打开 DNA 分子中脱氧核糖核酸和嘌呤之间的连接键，使其释放出醛基，再与 Schiff 试剂中的碱性品红作用，形成紫红色反应产物。如用甲基绿 – 派若宁反应，可同时显示细胞内的 DNA 和 RNA，甲基绿与细胞核中的 DNA 结合呈蓝绿色，派若宁与核仁及细胞质内的 RNA 结合呈红色。

五、免疫组织化学和免疫细胞化学技术

免疫组织化学（immunohistochemistry）和免疫细胞化学（immunocytochemistry）技术是指带标记物的特异性抗体在组织细胞原位通过抗原抗体反应和组织化学的呈色反应，对相应抗原进行定性、定位、定量测定的技术（图 1-4）。它把免疫反应的特异性、组织化学的可见性巧妙地结合起来，借助显微镜（包括荧光显微镜、电子显微镜）的显像和放大作用，在细胞、亚细胞水平检测各种抗原物质（如蛋白质、多肽、酶、激素、病原体及受体等）。常用的标记物有荧光素（如异硫氰酸荧光素、四甲基异硫氰酸罗丹明等）、酶（如辣根过氧化物酶、碱性磷酸酶等）、胶体金（常用于电镜）等（图 1-5、图 1-6）。

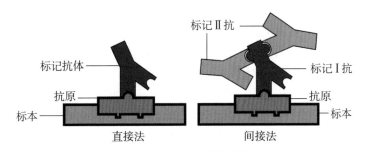

图 1-4 免疫组织化学技术原理

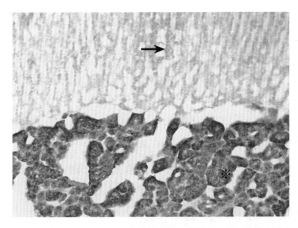

图 1-5 免疫组织化学技术光镜图（辣根过氧化物酶标记，示肾上腺）
→皮质；※髓质

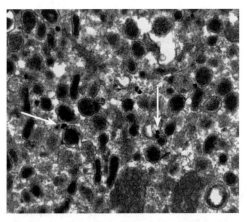

图 1-6 纳米金电镜图（PC12 细胞）
↓纳米金颗粒

六、原位杂交技术

原位杂交（*in situ* hybridization）技术又称核酸分子杂交组织化学技术，其原理是用带有标记物的、已知碱基序列的核酸探针与组织细胞中待测核酸按碱基互补配对的原则特异性结合形成杂交体，然后通过组织化学或免疫组织化学技术显示或检测标记物，从而在原位检测细胞内核酸（DNA，mRNA）的存在与定位。常用的探针标记物有两类：放射性同位素（如 ^{32}P、^{3}H、^{35}S 等）和非放射性标记物（如辣根过氧化物酶、碱性磷酸酶、地高辛、生物素、荧光素等）（图 1-7）。

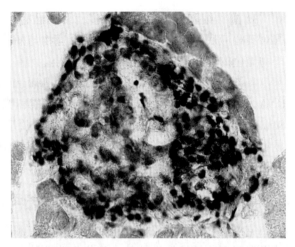

图 1-7　原位杂交技术光镜图（地高辛标记，示胰岛）

七、体外培养技术

体外培养（*in vitro* culture）技术是组织培养（tissue culture）和细胞培养（cell culture）的总称，是指在无菌状态下，将离体细胞或组织置于体外适宜的条件下培养，使之生存和生长的一种技术方法。体外培养可用于研究细胞和组织的代谢、分泌、生长、分化、增殖及凋亡，也可用于观察各种理化因子（温

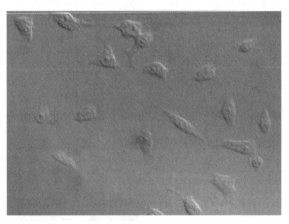

图 1-8　PC12 细胞培养光镜图（相差显微镜）

度、药物、毒物、激素、射线等）对活细胞的影响（图 1-8），获得在体内实验难以达到的研究效果。首次分离后培养的细胞称原代培养物（primary culture），细胞增殖后再传代继续培养的细胞称传代培养物（subculture），经长期反复传代培养而成的细胞称细胞系（cell line），采用细胞克隆或单细胞培养获得的纯种系细胞群称细胞株（cell strain）。现已建成多种肿瘤细胞株，广泛用于实验研究。

八、组织工程技术

组织工程（tissue engineering）是将组织学与材料学相结合的一门新兴交叉学科。用细胞培养技术在体外模拟构建机体组织或器官，可为器官缺损患者提供移植替代物。

第四节　组织学的学习方法

组织学是一门内容繁杂抽象的基础医学形态学科，它所研究的微观结构抽象、呆板、难以记忆与掌握，学习难度大，掌握正确的学习方法将会达到事半功倍的效果。

1. 加深对课程的理解,培养学习兴趣 组织学研究的是正常人体的微细结构,而微观形态肉眼看不见、摸不着,抽象而难以记忆,对低年级的学生来说学习难度大,学生往往靠死记硬背来应付考试,直接影响后期课程的学习。组织学是靠显微镜的帮助对自身结构的观察,展示的是正常人体的微观之美。作为一名医学生,只有对正常结构如数家珍,才能对异常结构明察秋毫。和解剖学一样,组织学也是医学生构筑一个完整有效的医学知识体系的奠基石,以肾为例,解剖学(讲述肾的大体结构及毗邻关系)、组织学(讲述尿液生成的微细结构)、生理学(讲述尿液生成的机制)、病理学(讲述各种肾炎时肾的微细结构改变)、病理生理学(讲述尿液异常的机制)、内科学(讲述各种肾炎的诊断与治疗、人工肾)、外科学(讲述肾移植等)各门学科环环相扣,相互促进。所以在本课程学习之初,要充分认识基础课程的重要性,明确学习目的,培养学习兴趣,才能积极主动地进行学习。

2. 注意平面和立体的关系 显微镜下观察的切片都是组织细胞的二维平面结构,但在活体状态却是三维立体结构。应当注意的是,同样的立体结构因切面的不同可呈现出不同的平面图像(图1-9)。因此,应当全面观察、认真思考。

3. 注意结构和功能的统一 细胞的结构和功能是组织学的基础,其贯穿于全书始末。任何结构均具有相应的功能,任何功能也都有与之相适应的结构基础,单纯地进行形态描述毫无意义,只有把形态和功能相结合,才能使细胞栩栩如生,便于理解和记忆。比如,成纤维细胞顾名思义就是形成纤维,细胞体积大、核大,形成蛋白质的细胞器丰富,而当它功能静止的时候细胞潜伏了起来,体积小、核小,细胞器少,不能合成纤维,故改名为纤维细胞;巨噬细胞具有吞噬的功能,故胞质中有大量溶酶体(消化异物),细胞游动吞噬异物,故形态是不规则的;精子有条长长的尾巴(鞭毛),尾巴的摆动使它能向前运动,鞭毛的近端有线粒体鞘用于供能。

4. 注意理论和实践的统一 理论课要紧跟老师讲授思路,积极思考,掌握好重、难点;简单扼要地记笔记,提高课堂吸收率;理论学习强调课后复习,课后及时整理笔记,明确重点内容,并理解记忆。实验课强调预习,课前将实验指导的有关内容浏览一遍,做到对要观察的结构心中有数;在理论知识指导下,通过自己动手,认真观察镜下结构,将理论与实践相结合,加深对所学知识的理解和记忆。

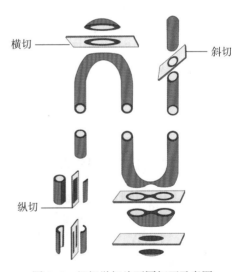

横切　斜切

纵切

图 1-9　组织学切片不同切面示意图

数字课程学习

📥教学 PPT　🌐习题

7

第二章

上 皮 组 织

上皮组织（epithelial tissue）由大量形态规则、排列密集的细胞和极少量的细胞外基质组成。上皮组织的细胞呈现明显的极性，即细胞的不同表面在结构和功能上具有明显的差别。朝向身体表面或有腔器官腔面的一面，称游离面；与游离面相对，朝向深部结缔组织的一面，称基底面；而上皮细胞之间的连接面为侧面。上皮细胞基底面附着于基膜，上皮细胞借基膜与结缔组织相连。上皮组织中大多没有血管，细胞所需的营养依靠结缔组织内的血管透过基膜供给。上皮组织内感觉神经末梢丰富。

上皮组织具有保护、吸收、分泌和排泄等功能。按其功能，上皮组织主要可分为被覆上皮（covering epithelium）和腺上皮（glandular epithelium）两类。被覆上皮覆盖在体表或内衬于体内各管、腔及囊的内表面，除有保护作用外，还有吸收和分泌功能。腺上皮是组成腺的主要结构成分，主要执行分泌功能。此外，体内还有少量特化的上皮，如感觉上皮、肌上皮和生殖上皮等。本章主要讲述被覆上皮和腺上皮。

第一节 被 覆 上 皮

一、被覆上皮的类型和结构

被覆上皮是按照上皮细胞层数和细胞垂直切面的形态进行分类的。单层上皮由一层细胞组成，所有细胞的基底面都附着于基膜。复层上皮由多层细胞组成，最深层的细胞附着于基膜上。上皮又根据细胞（或表层细胞）垂直切面的形态进一步分类。将细胞的层数和细胞垂直切面的形态两个因素结合在一起，可将被覆上皮分为多种（表2-1）。

表 2-1 被覆上皮的类型和主要分布

细胞层数	上皮类型	主要分布
单层	单层扁平上皮	内皮：心、血管和淋巴管的腔面
		间皮：胸膜、腹膜、心包膜的表面
		其他：肺泡和肾小囊壁层等

续表

细胞层数	上皮类型	主要分布
复层	单层立方上皮	肾小管等
	单层柱状上皮	胃、肠、胆囊、子宫等腔面
	假复层纤毛柱状上皮	呼吸管道（气管、支气管）等腔面
	复层扁平上皮	未角化：口腔、食管及阴道等腔面
		角化：皮肤的表皮
	变移上皮	肾盏、肾盂、膀胱、输尿管等腔面
	复层柱状上皮	睑结膜、男性尿道等腔面

（一）单层扁平上皮

单层扁平上皮（simple squamous epithelium）又称单层鳞状上皮，由一层扁平细胞组成。由表面看，细胞呈不规则形或多边形，核椭圆形，位于细胞中央，细胞边缘呈锯齿状或波浪状，互相嵌合。从上皮垂直切面看，细胞核呈扁圆形，胞质很薄，只有含核的部分略厚（图 2-1、图 2-2）。衬贴在心、血管和淋巴管腔面的单层扁平上皮称内皮（endothelium）。内皮细胞很薄，大多呈梭形，游离面光滑，有利于血液和淋巴液流动及物质交换；分布在胸膜、腹膜和心包膜表面的单层扁平上皮称间皮（mesothelium），细胞游离面湿润光滑，减少器官活动的摩擦。

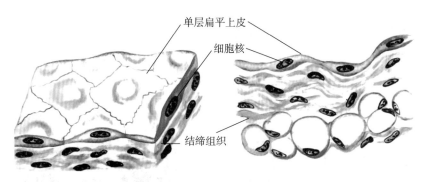

图 2-1　单层扁平上皮模式图

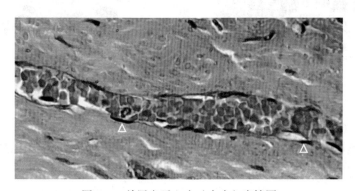

图 2-2　单层扁平上皮（内皮）光镜图

△内皮细胞核

9

（二）单层立方上皮

单层立方上皮（simple cuboidal epithelium）由一层立方形细胞组成。从上皮表面看，每个细胞呈多边形；由上皮垂直切面看，细胞呈立方形，细胞核圆形，位于细胞中央（图2-3）。这种上皮见于肾小管和甲状腺滤泡等处，具有分泌和吸收功能。

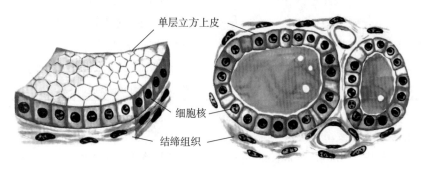

图 2-3　单层立方上皮模式图

（三）单层柱状上皮

单层柱状上皮（simple columnar epithelium）由一层棱柱状细胞组成。从表面看，细胞呈多边形；由上皮垂直切面看，细胞呈柱状，细胞核长椭圆形，多位于细胞近基底部（图2-4）。此种上皮大多有吸收或分泌功能。在小肠和大肠腔面的单层柱状上皮中，柱状细胞间有许多散在的杯状细胞（图2-5）。杯状细胞形似高脚酒杯，细胞顶部膨大，基底部较细窄。杯状细胞是一种腺细胞，分泌黏液，有滑润上皮表面和保护上皮的作用。被覆在子宫和输卵管等腔面的单层柱状上皮，细胞游离面具有纤毛，称单层纤毛柱状上皮。

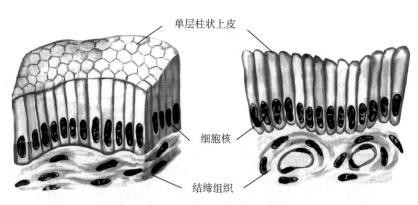

图 2-4　单层柱状上皮模式图

（四）假复层纤毛柱状上皮

假复层纤毛柱状上皮（pseudostratified ciliated columnar epithelium）由柱状细胞、梭形细胞和锥形细胞等细胞组成，常含有杯状细胞。由于这几种细胞高矮和形状不同，且细胞核的位置又不在同一平面上，故从上皮垂直切面看很像复层上皮（图2-6、图2-7）。但这些高矮不等的细胞基底面都附在基膜上，故实际仍为单层上皮，这种上皮主要分布在呼吸

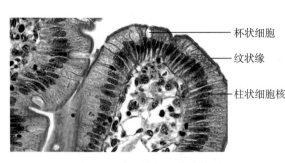

图 2-5 单层柱状上皮光镜图

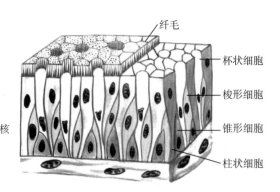

图 2-6 假复层纤毛柱状上皮模式图

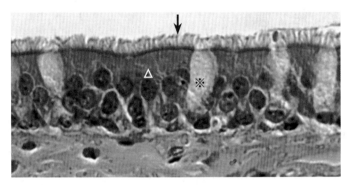

图 2-7 假复层纤毛柱状上皮光镜图

※ 杯状细胞；△柱状细胞；↓纤毛

管道的腔面。柱状细胞游离面具有纤毛，纤毛具有向一个方向摆动的特性，此外，杯状细胞分泌的黏液能黏附尘粒，因而对呼吸道具有保护作用。

（五）复层扁平上皮

复层扁平上皮（stratified squamous epithelium）由多层细胞组成，是最厚的一种上皮。从垂直切面看，紧靠基膜的一层基底细胞为立方形或矮柱状。此层以上是数层多边形细胞，再往上为梭形细胞，表层为几层扁平细胞（图 2-8A）。最表层的扁平细胞已退化，并不断脱落。基底层的细胞较幼稚，具有旺盛的分裂能力，新生的细胞渐向表层移动，以补充表层脱落的细胞。复层扁平上皮与深部结缔组织的连接面凹凸不平，可扩大两者的连接面积，使连接更加牢固。

复层扁平上皮具有很强的机械性保护作用，具有耐摩擦和阻止异物侵入等作用。根据这种上皮的表层细胞是否角化，又将其分为两种。位于皮肤表面的复层扁平上皮，其表面干燥，表层细胞已无细胞核，细胞质中充满角蛋白，具有更强的保护作用，这种上皮称角化的复层扁平上皮（图 2-8B）。衬贴在口腔、食管和阴道等腔面的复层扁平上皮，其表面湿润，表层细胞是有核的活细胞，含角蛋白少，称未角化的复层扁平上皮（图 2-8A）。

（六）复层柱状上皮

复层柱状上皮（stratified columnar epithelium）深层为一层或几层多边形细胞，浅层为一层排列较整齐的柱状细胞。此种上皮只见于睑结膜和男性尿道等处。

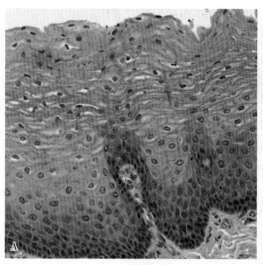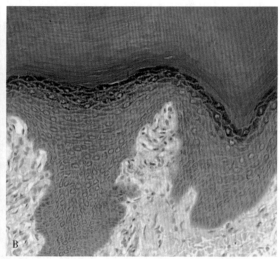

图 2-8　复层扁平上皮光镜图

A. 未角化的复层扁平上皮；B. 角化的复层扁平上皮

（七）变移上皮

变移上皮（transitional epithelium）又名移行上皮，衬贴在排尿管道（肾盏、肾盂、输尿管和膀胱）的腔面。变移上皮的细胞形状和层数可随所在器官的收缩与舒张而发生变化。如膀胱缩小时，上皮变厚，细胞层数较多，此时表层细胞呈大立方形，细胞质丰富，有的细胞含 2 个细胞核，一个细胞可盖住下层数个细胞，称盖细胞；中层细胞为多边形，有些呈倒置的梨形；基底细胞为矮柱状或立方形。当膀胱充尿扩张时，上皮变薄，细胞层数减少，细胞形状也变扁（图 2-9）。

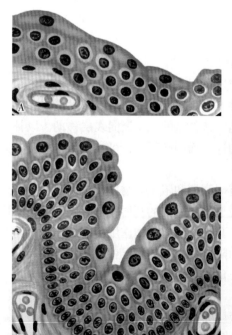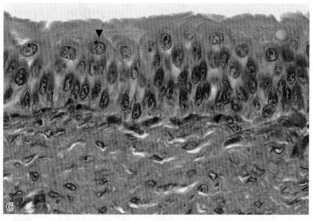

图 2-9　变移上皮

A. 充盈状态模式图；B. 空虚状态模式图；C. 光镜图；▼盖细胞

二、上皮细胞的特化结构

上皮组织与其功能相适应，在上皮细胞的游离面、基底面和侧面常形成不同的特殊结构。

（一）上皮细胞的游离面

1. 微绒毛（microvillus）　是上皮细胞游离面伸出的细小指状突起。电镜下，其表面为细胞膜，内为细胞质（图 2-10、图 2-11）。微绒毛轴心的细胞质中有许多纵行的微丝，微丝一端附着于微绒毛顶部，另一端下伸附着于微绒毛根部细胞质内的终末网，终末网固着于细胞侧面的黏着小带（图 2-12）。微丝的收缩可使微绒毛缩短。微绒毛显著地扩大了细胞的表面积，参与细胞吸收物质的功能。具有活跃吸收功能的上皮细胞有许多较长的微绒毛，且排列整齐，这些密集排列的长微绒毛即形成光镜下所见的纹状缘（见图 2-5）或刷状缘。

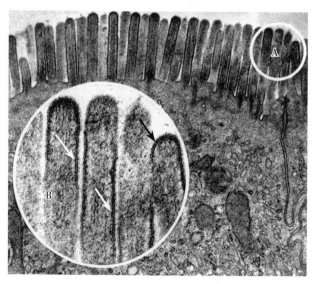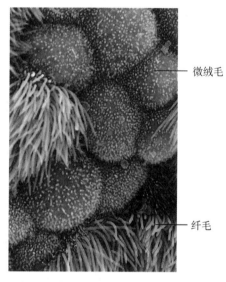

微绒毛

纤毛

图 2-10　微绒毛透射电镜图
A. 低倍；B. 高倍；↓微绒毛

图 2-11　微绒毛和纤毛扫描电镜图

2. 纤毛（cilium）　是上皮细胞游离面伸出的能摆动的较长突起，比微绒毛粗且长（图 2-7、图 2-11）。电镜下可见纤毛表面有细胞膜，内为细胞质，中央有一对微管，周围为 9 组成对的双联微管（图 2-13）。微管的走向与纤毛的长轴一致，微管间的相互滑动引起纤毛摆动。许多纤毛有节律地同步摆动，可将黏附的尘埃颗粒、细菌等推向一定方向排出。

（二）上皮细胞的侧面

上皮组织内细胞排列密集，细胞间隙很窄，相邻面形成特殊构造的细胞连接。

1. 紧密连接（tight junction）　又称封闭连接，一般位于相邻细胞间隙的顶端侧面。在紧密连接的连接区，相邻两细胞的细胞膜上有膜蛋白颗粒呈嵴状隆起，排列成网格状，这些嵴彼此相对并紧贴在一起，细胞间隙消失（图 2-12）。无嵴的部分有间隙。从整体上看，网格状融合围绕细胞四周，呈桶箍状（图 2-14）。紧密连接除有机械连接作用外，更重要的是封闭细胞顶部的细胞间隙，阻挡细胞外的大分子物质经细胞间隙进入组织内。

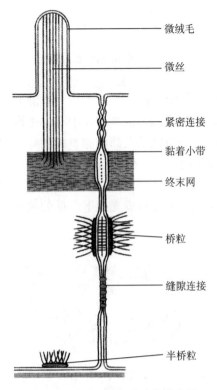

图 2-12 微绒毛和细胞连接模式图

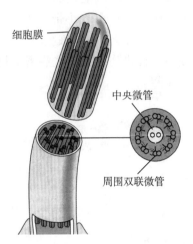

图 2-13 纤毛超微结构模式图

2. 黏着小带（zonula adherens） 又称中间连接，位于紧密连接下方，环绕上皮细胞顶部。相邻细胞之间有间隙，间隙中有较致密的丝状物连接相邻细胞的细胞膜。在细胞膜的细胞质面，附着有薄层致密物质和微丝，微丝参与构成终末网（图 2-12、图 2-14）。这种连接在上皮细胞间和心肌细胞间常见。它除有黏着作用外，还有保持细胞形状和传递细胞收缩力的作用。

3. 桥粒（desmosome） 又称黏着斑，呈斑状连接，位于中间连接的深部。连接区的细胞间隙较宽，其中有电子密度较低的丝状物，丝状物在间隙中央交织成一条与细胞膜相平行的致密中间线。细胞膜的细胞质面有较厚的致密物质构成的桥粒斑，细胞质中有许多角蛋白丝（张力丝）附着于桥粒斑，并常折成袢状返回细胞质，起固定和支持作用（图

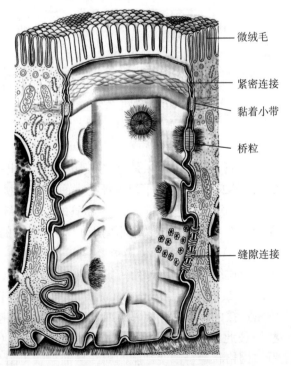

图 2-14 细胞连接模式图

2-12、图 2-14、图 2-15）。桥粒是一种很牢固的细胞连接，在易受机械性摩擦的复层扁平上皮中多见。

4. 缝隙连接（gap junction） 又称通讯连接，呈斑状，是一种广泛存在于各种组织的细胞连接形式，连接处细胞间隙很窄，仅 2~3 nm。相邻两细胞的细胞膜中有许多配布规律的柱状颗粒，称连接小体，每个颗粒由 6 个连接蛋白分子围成，中央有一小管。相邻两细胞膜上的颗粒彼此相接，中央小管也互相通连（图 2-12、图 2-14、图 2-16）。相邻细胞可借助中央小管进行离子和小分子物质交换，传递细胞信息。

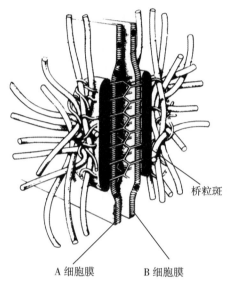

图 2-15 桥粒超微结构模式图

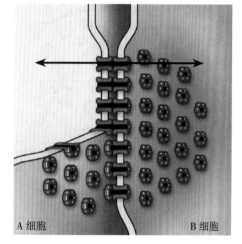

图 2-16 缝隙连接超微结构模式图

以上四种细胞连接中，如果有两个或两个以上同时存在，称为连接复合体。细胞连接不仅存在于上皮细胞之间，其他细胞，如心肌细胞、骨细胞和神经细胞之间也有。

（三）上皮细胞的基底面

1. 基膜（basement membrane） 是上皮基底面与深部结缔组织间共同形成的薄膜。电镜下，基膜分为基板和网板两层（图 2-17、图 2-18）。基板靠近上皮，由基质及细丝组成；网板位于基板深面，由网状纤维和基质构成。基板和网板分别由上皮细胞和结缔组织的成纤维细胞产生。

基膜有支持和连接上皮组织的作用，同时也是一层选择性通透膜，能选择性通过某些物质，使上皮与深部结缔组织之间能够进

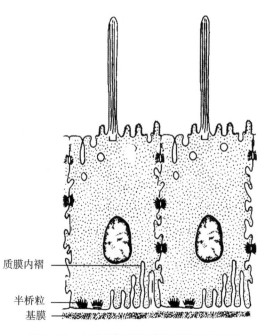

图 2-17 上皮细胞基底面超微结构模式图

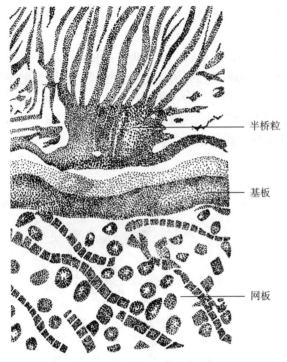

半桥粒

基板

网板

图 2-18　基膜和半桥粒超微结构模式图

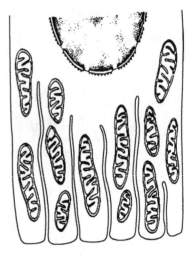

图 2-19　质膜内褶超微结构模式图

行物质交换。

2. 质膜内褶（plasma membrane infolding） 是上皮细胞基底面的细胞膜折向细胞质所形成的许多内褶（图 2-17、图 2-19）。质膜内褶的主要作用是扩大细胞基底部的表面积，有利于水和电解质的迅速转运。由于转运过程中需要消耗能量，故在质膜内褶附近的细胞质内含有许多纵行排列的线粒体。

3. 半桥粒（hemidesmosome） 位于某些上皮细胞的基底面与基膜之间，在上皮细胞一侧有一半桥粒结构，而基膜侧则没有，整个结构只有桥粒的一半（图 2-17、图 2-18）。它有加强上皮细胞与基膜连接的作用。

第二节　腺上皮和腺

有些部位的上皮除有保护和吸收功能外，还有分泌作用，如胃的单层柱状上皮等。但人体还有许多主要行使分泌功能的上皮，这些上皮称腺上皮。以腺上皮为主构成的器官称腺（gland）。腺细胞的分泌物中含酶、糖蛋白（也称黏蛋白）或激素等，各有特定的作用。

一、外分泌腺和内分泌腺

在胚胎期，腺上皮起源于内胚层、中胚层或外胚层衍生的原始上皮。这些上皮细胞分裂增殖，形成细胞索，长入深部的结缔组织中，分化成腺。若形成的腺有导管通到器官腔面或身体表面，分泌物经导管排出，称外分泌腺（exocrine gland），如汗腺、胃腺等；若

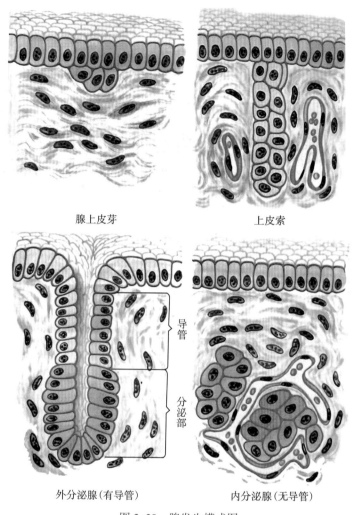

腺上皮芽　　　　　　　　　　上皮索

导管

分泌部

外分泌腺（有导管）　　　　　内分泌腺（无导管）

图 2-20　腺发生模式图

形成的腺没有导管，分泌物经血液和淋巴输送，则称为内分泌腺（endocrine gland），如甲状腺、肾上腺等（图 2-20）。内分泌腺的分泌物称为激素。

二、外分泌腺的结构和分类

按组成外分泌腺的细胞数目，外分泌腺可分为单细胞腺和多细胞腺。杯状细胞就是单细胞腺，但人体中大多数腺是多细胞腺。多细胞腺大小不等，一般都由分泌部和导管两部分组成。

（一）分泌部

分泌部（secretory portion）形状为管状、泡状或管泡状。泡状和管泡状的分泌部常称为腺泡（acinus）。分泌部一般由一层细胞组成，中央有腔。根据分泌部的形状，腺可分为管状腺、泡状腺和管泡状腺。根据组成分泌部的腺细胞结构和分泌物的性质，外分泌腺可分为浆液性腺、黏液性腺和混合性腺（详见第十五章消化腺）。但这种分类只适用于消化系统和呼吸系统中的外分泌腺。

（二）导管

导管（duct）与分泌部直接通连，由单层或复层上皮构成。导管主要功能是排出分泌物，但有些腺的导管还有吸收水和电解质及排泄作用。根据导管有无分支，外分泌腺可分为导管不分支的单腺和分支的复腺。通常将分泌部的形状和导管是否分支两个因素结合在一起，把外分泌腺分为单管状腺、单泡状腺、复管状腺、复泡状腺和复管泡状腺等（图 2-21）。

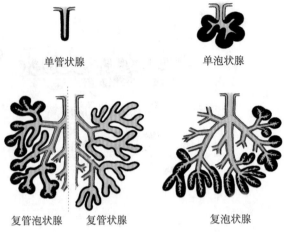

单管状腺　　单泡状腺

复管泡状腺　复管状腺　　复泡状腺

图 2-21　外分泌腺的形态分类

第三节　上皮组织的更新与再生

上皮组织具有较强的再生能力，正常生理状态下，机体内各种上皮细胞也有衰老、死亡、脱落和再生补充等现象，这在皮肤的复层扁平上皮和胃肠的单层柱状上皮尤为明显。上皮细胞死亡脱落后，不断由上皮组织中存在的幼稚细胞增殖补充，这些幼稚细胞具有分裂能力，这是生理性的更新。由于炎症或创伤等病理原因所致的上皮损伤，由周围未受损伤的上皮细胞增殖、分化，并向损伤表面推移，形成新的上皮，覆盖创面，这是病理性再生。上皮组织的更新和再生受诸多因素的影响。

数字课程学习

⤓教学 PPT　　ℰ习题

第三章
结缔组织

结缔组织（connective tissue）由细胞和大量细胞间质（又称细胞外基质）构成，其细胞间质包括基质、细丝状的纤维和不断循环更新的组织液。结缔组织的结构特点为：细胞成分较少，细胞间质相对较多，细胞散居于细胞间质内，无极性。结缔组织是人体内分布最广的基本组织，具有连接、支持、营养、保护等多种功能。结缔组织均起源于胚胎时期的间充质（mesenchyme），间充质由间充质细胞和大量稀薄的无定形基质构成。间充质细胞分化程度低，在胚胎时期能分化成各种结缔组织细胞（mesenchymal cell）、内皮细胞和平滑肌细胞等。成体的结缔组织内仍保留少量未分化的间充质细胞。

根据细胞和纤维的类型及基质的状态不同，广义的结缔组织包括液态的血液和淋巴液、松软的固有结缔组织和较坚固的软骨组织与骨组织，狭义的结缔组织仅指固有结缔组织。

本章介绍固有结缔组织，其基质呈胶态，按其结构和功能的不同分为疏松结缔组织、致密结缔组织、脂肪组织和网状组织。

第一节　疏松结缔组织

疏松结缔组织（loose connective tissue）又称蜂窝组织（areolar tissue），其特点是细胞数量少但种类较多，细胞外基质中纤维数量较少且排列稀疏，基质含量多（图 3-1）。疏松结缔组织在体内广泛分布，位于器官之间、组织之间甚至细胞之间，起连接、支持、营养、防御、保护和修复等作用。

一、细胞

疏松结缔组织的细胞种类较多，其中包括成纤维细胞、巨噬细胞、浆细胞、肥大细胞、脂肪细胞和未分化的间充质细胞。此外，血液中的白细胞，如嗜酸性粒细胞、淋巴细胞等在炎症反应时也可游走到结缔组织内。各类细胞的数量和分布随疏松结缔组织存在的部位和功能状态而不同。

（一）成纤维细胞

成纤维细胞（fibroblast）是疏松结缔组织的主要细胞成分，常附着在胶原纤维上。功能活跃时，细胞扁平，多突起，细胞质较丰富呈弱嗜碱性。细胞核较大，扁卵圆形，着色

19

浅，核仁明显。在电镜下，细胞质内含有丰富的粗面内质网和发达的高尔基复合体，表明细胞合成蛋白质功能旺盛（图3-2）。成纤维细胞的分泌物构成疏松结缔组织的各种纤维和无定形基质。

　　成纤维细胞处于功能静止状态时，称为纤维细胞（fibrocyte）。细胞变小，呈长梭形，细胞核小，着色深，细胞质内粗面内质网少、高尔基复合体不发达（图3-2）。在一定条件下，如创伤修复，结缔组织再生时，纤维细胞又能再转变为成纤维细胞。此时，成纤维

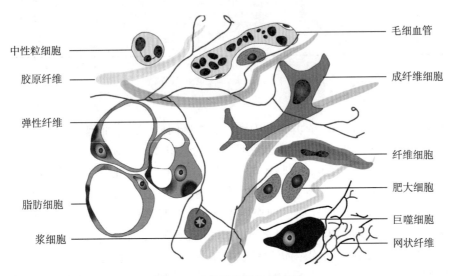

图 3-1　疏松结缔组织模式图

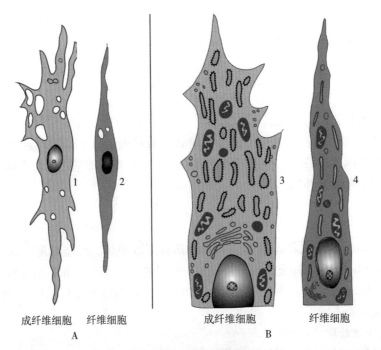

图 3-2　成纤维细胞和纤维细胞模式图

A. 光镜图；B. 电镜图

细胞能分裂增生，向受损部位迁移，产生细胞外基质，形成瘢痕组织，参与创伤组织修复。

（二）巨噬细胞

巨噬细胞（macrophage）是体内广泛存在的具有强大吞噬功能的一种免疫细胞。巨噬细胞形态多样，随功能状态而改变，通常有钝圆形突起；功能活跃者，常伸出较长的伪足而形态不规则。细胞核较小，卵圆形或肾形，着色深。细胞质丰富，多呈嗜酸性，含空泡和异物颗粒。HE 染色中，较难与其他细胞区别，可用活体注射台盼蓝染料或墨汁的方法，观察其细胞质内所含的蓝色或黑色的颗粒加以鉴别（图 3-3）。电镜下，细胞表面有许多皱褶、小泡和微绒毛，细胞质内含大量初级溶酶体、次级溶酶体、吞噬体、吞饮小泡和残余体（图 3-4）。细胞膜附近有较多的微丝和微管，参与细胞的运动。

巨噬细胞是由血液内单核细胞穿出血管后分化而成，具有以下功能。

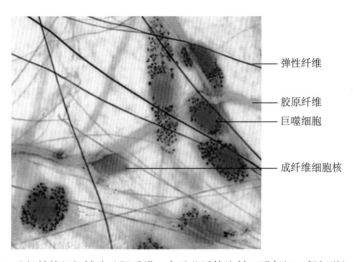

图 3-3　疏松结缔组织铺片（肠系膜，台盼蓝活体注射 + 醛复红 + 偶氮洋红染色）

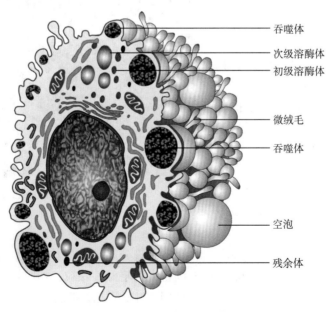

图 3-4　巨噬细胞超微结构立体模式图

1. 趋化性 巨噬细胞可沿某些化学物质的浓度梯度进行定向移动，聚集到产生和释放这些化学物质的病变部位，这种特性称为趋化性。这类化学物质称为趋化因子，如补体C5a、细菌的产物、炎症组织的变性蛋白等。趋化性是巨噬细胞发挥功能的前提。

2. 吞噬作用 巨噬细胞具有强大的吞噬能力，包括非特异性吞噬作用及特异性吞噬作用。巨噬细胞经趋化性定向运动抵达病变部位时，伸出伪足并黏附和包围细菌、异物、衰老伤亡的细胞等，进而摄入细胞质内形成吞噬体或吞饮小泡。吞噬体、吞饮小泡与初级溶酶体融合，形成次级溶酶体，异物颗粒被溶酶体酶消化分解后，成为残余体。

在非特异性吞噬过程中，巨噬细胞直接识别和黏附被吞噬物，如碳粒、粉尘、衰老的细胞和某些细菌，并将其吞噬。在特异性吞噬过程中，抗体等识别因子先将细菌、病毒、异体细胞、受损伤的细胞等包裹起来，通过它们与巨噬细胞表面相应的识别因子的受体结合，才能被巨噬细胞识别和黏附，启动巨噬细胞的吞噬过程，并显著增强吞噬作用。特异性免疫吞噬作用是巨噬细胞重要的功能特征。

3. 抗原呈递作用 巨噬细胞在发挥吞噬作用的同时，能捕捉、加工处理和呈递抗原。即巨噬细胞在吞噬分解抗原时，能够将抗原中最具特征性的分子基团（称抗原决定簇，为短肽）予以保留，并与巨噬细胞产生的 MHC Ⅱ类分子结合，形成抗原–MHC Ⅱ类分子复合物表达在巨噬细胞表面，并呈递给淋巴细胞，启动机体的免疫应答。

4. 分泌作用 巨噬细胞有活跃的分泌功能，能合成和分泌数十种生物活性物质，如溶菌酶、干扰素、补体等，参与机体的防御功能；还能分泌血管生成因子、造血细胞集落刺激因子、血小板活化因子等激活和调节有关细胞功能活动的多种物质。

（三）浆细胞

浆细胞（plasma cell）一般在疏松结缔组织内较少，而在病原菌或异物蛋白易于入侵的部位，如消化道、呼吸道固有层结缔组织内及慢性炎症部位较多。细胞卵圆形或圆形，核圆形，多偏居细胞一侧，染色质成粗块状沿核膜内面呈辐射状排列。细胞质丰富，嗜碱性，核旁有一浅染区（图3-5）。电镜下，细胞质内含有大量平行排列的粗面内质网，核旁浅染区内有发达的高尔基复合体（图3-6）。

浆细胞具有合成与分泌抗体（antibody）的功能，参与体液免疫应答。浆细胞来源于B淋巴细胞。在抗原的反复刺激下，B淋巴细胞增殖、分化，转变为浆细胞，产生抗体，抗体能特异性地中和、消除抗原。

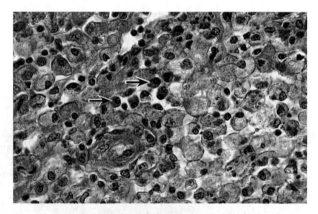

图 3-5 浆细胞（肉芽组织）光镜图
→浆细胞

（四）肥大细胞

肥大细胞（mast cell）分布很广，常沿小血管分布。细胞体较大，呈圆形或卵圆形，细胞核小而圆，多位于中央。细胞质内充满粗大的嗜碱性颗粒，颗粒具有异染性，可被醛复红等染为紫色，颗粒易溶于水，故在切片上难以辨认该细胞（图3-7）。电镜下，颗粒大小不一，圆形或卵圆形表面有单位膜包裹，颗粒内含组胺、嗜酸性粒细胞趋化因子

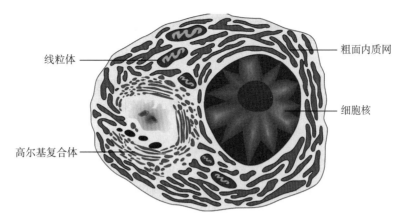

线粒体

粗面内质网

细胞核

高尔基复合体

图 3-6 浆细胞超微结构模式图

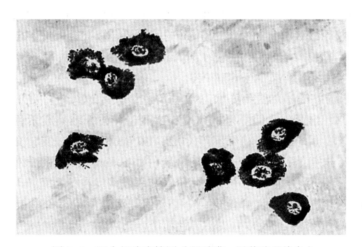

图 3-7 肥大细胞光镜图（肠系膜，甲苯胺蓝染色）

（ECF-A）和肝素。同时，细胞质内含有白三烯。

肥大细胞受到过敏原（如花粉、某些药物等）的刺激后，能释放多种介质，引起过敏反应，如荨麻疹、哮喘、过敏性皮炎和过敏性休克。原因是组胺、白三烯能使细支气管平滑肌收缩，微静脉及毛细血管扩张，通透性增加。肝素则有抗凝血作用。嗜酸性粒细胞趋化因子能吸引嗜酸性粒细胞到变态反应的部位，而嗜酸性粒细胞有抗过敏作用。组胺、嗜酸性粒细胞趋化因子和肝素等合成后贮存于颗粒内并能迅速释放，白三烯则不贮存在颗粒内，其释放较组胺等迟缓。

（五）脂肪细胞

脂肪细胞（adipocyte or fat cell）常单个或成群存在，细胞体积大，常呈圆球形或相互挤压成多边形。细胞质被一个大脂滴挤到细胞周缘，包绕着脂滴。核则被挤压成扁圆形，连同部分细胞质呈新月形，位于细胞一侧。在 HE 标本中，脂滴被溶解，细胞呈空泡状。脂肪细胞有合成和贮存脂肪、参与脂质代谢的功能。

（六）未分化的间充质细胞

未分化的间充质细胞（undifferentiated mesenchymal cell）形似纤维细胞，是保留在成体结缔组织内的干细胞，保持着间充质细胞的分化潜能，在炎症与创伤时可增殖分化为成纤维细胞和脂肪细胞。间充质细胞常分布在小血管尤其是毛细血管周围，并能分化为血管壁的平滑肌细胞和内皮细胞。

（七）白细胞

血液内的白细胞（leukocyte），如嗜酸性粒细胞、淋巴细胞、中性粒细胞、单核细胞，受趋化因子的吸引，常穿出毛细血管和微静脉，游走到疏松结缔组织内，参与免疫应答和炎症反应。

二、纤维

疏松结缔组织的纤维数量较少，排列稀疏，主要有 3 种，以胶原纤维为主。

（一）胶原纤维

胶原纤维（collagenous fiber）数量最多，新鲜时呈白色，有光泽，又名白纤维。HE 染色切片中呈嗜酸性，着浅红色。纤维粗细不等，直径 0.5～20 μm，呈波浪形，并互相交织（见图 3-3）。胶原纤维由直径 20～200 nm 的胶原原纤维黏合而成。电镜下，胶原原纤维呈明暗交替的周期性横纹，横纹周期约 64 nm。胶原纤维的韧性大，抗拉力强。

（二）弹性纤维

弹性纤维（elastic fiber）在新鲜状态下呈黄色，又名黄纤维。在 HE 标本中，着色淡红，不易与胶原纤维区分，但醛复红或地衣红能将弹性纤维染成紫色或棕褐色（见图 3-3）。弹性纤维较胶原纤维细，粗细不等（0.2～1.0 μm），可有分支，交织成网，表面光滑，断端常卷曲。电镜下，弹性纤维由弹性蛋白（elastin）和微原纤维（microfibril）组成。弹性蛋白分子能任意卷曲，分子间以共价键交联成网。在外力牵拉下，卷曲的弹性蛋白分子伸展拉长；除去外力后，弹性蛋白分子又回复为卷曲状态（图 3-8）。强烈的日光可使皮肤的弹性纤维断裂，导致皮肤失去弹性而产生皱纹。

弹性纤维富有弹性而韧性差，与胶原纤维交织在一起，使疏松结缔组织既有弹性，又有韧性，有利于所在器官和组织保持形态、位置的相对恒定，又具有一定的可变性。

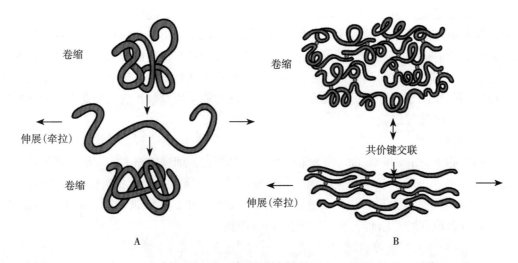

图 3-8　伸缩状态下弹性蛋白分子的构型变化

A. 单个弹性蛋白分子；B. 共价键交联的弹性蛋白分子

（三）网状纤维

网状纤维（reticular fiber）较细，分支多，相互交织成网。网状纤维由Ⅲ型胶原蛋白构成。用银染法，网状纤维呈黑色，故又称嗜银纤维（argyrophil fiber）。网状纤维多分布在结缔组织与其他组织交界处，如基膜的网板。此外，在淋巴器官、造血器官和内分泌腺有较多的网状纤维，构成它们的支架。

三、基质

基质（ground substance）是由生物大分子构成的无定形胶状物质，具有一定黏性。构成基质的大分子物质包括蛋白聚糖和糖蛋白。

1. 蛋白聚糖（proteoglycan）　亦称蛋白多糖，为基质的主要成分，是由蛋白质与多糖分子结合成的大分子复合物，其中多糖部分（占80%~90%）远远超过蛋白质。多糖主要是透明质酸（hyaluronic acid），其次是硫酸软骨素、硫酸角质素和硫酸肝素等。它们都是以含有氨基己糖的双糖为基本单位聚合成的长链化合物，总称为糖胺聚糖（glycosaminoglycan，GAG）。透明质酸构成蛋白多糖复合物的主干，其他糖胺聚糖则与蛋白质（核心蛋白）结合，形成以蛋白质为核心的蛋白聚糖亚单位，后者再通过连接蛋白结合在透明质酸长链分子上（图3-9）。

大量蛋白聚糖聚合形成有许多微小孔隙的分子筛，小于孔隙的水和溶于水

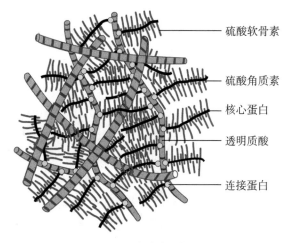

硫酸软骨素
硫酸角质素
核心蛋白
透明质酸
连接蛋白

图3-9　蛋白多糖分子筛模式图

的营养物、代谢产物、激素、气体分子等可以通过分子筛，便于血液与细胞之间进行物质交换；大于孔隙的大分子物质如细菌等不能通过，使基质成为限制细菌扩散的防御屏障。溶血性链球菌、蛇毒和癌细胞等能产生透明质酸酶，破坏基质的防御屏障，致使感染、毒素和肿瘤浸润扩散。

2. 糖蛋白（glycoprotein）　是基质内另一类重要的生物大分子，与蛋白聚糖相反，其主要成分是蛋白质。纤维黏连蛋白是基质中一种重要的糖蛋白，存在于胶原纤维和许多结缔组织细胞周围，其作为一种中介蛋白，能将细胞连接到胶原、肝素等细胞外基质上。

3. 组织液（tissue fluid）　是从毛细血管动脉端渗入基质内的液体，由水和一些小分子物质（氨基酸、葡萄糖、气体分子和电解质等）组成，而后经毛细血管静脉端和毛细淋巴管回流入血液或淋巴。组织液不断更新，有利于血液与细胞进行物质交换，成为组织和细胞赖以生存的内环境。当组织液的渗出、回流，或机体水、电解质、蛋白质代谢发生障碍时，基质中的组织液含量可增多或减少，导致组织水肿或脱水。

第二节　致密结缔组织

致密结缔组织（dense connective tissue）是一种以纤维为主要成分的固有结缔组织，纤维粗大，排列致密，以支持和连接为其主要功能。根据纤维的性质和排列方式，可区分为以下几种类型。

一、不规则的致密结缔组织

不规则的致密结缔组织（dense irregular connective tissue）见于真皮、硬脑膜、巩膜及许多器官的被膜等，其特点是方向不一的粗大的胶原纤维彼此交织成致密的板层结构，纤维之间含少量基质和成纤维细胞（图 3-10）。

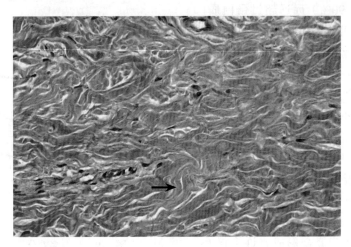

图 3-10　不规则的致密结缔组织光镜图（手掌皮真皮层）
➤ 胶原纤维

二、规则的致密结缔组织

规则的致密结缔组织（dense regular connective tissue）主要构成肌腱。大量密集的胶原纤维顺着受力的方向平行排列成束，基质和细胞很少，位于纤维之间。细胞成分主要是腱细胞，它是一种形态特殊的成纤维细胞，胞体伸出多个薄翼状突起插入纤维束之间。

三、弹性组织

弹性组织（elastic tissue）是以弹性纤维为主的致密结缔组织。粗大的弹性纤维或平行排列成束，如项韧带和黄韧带，以适应脊柱运动；或与弹性膜交织排列，形成弹性动脉的中膜，以缓冲血流压力。

第三节　脂　肪　组　织

脂肪组织（adipose tissue）主要由大量群集的脂肪细胞构成，由疏松结缔组织分隔成小叶。根据脂肪细胞结构和功能的不同，脂肪组织分为以下两类。

一、黄（白）色脂肪组织

黄（白）色脂肪组织（yellow adipose tissue）呈黄色（在某些哺乳动物呈白色），即通常所说的脂肪组织。由大量脂肪细胞聚集而成，脂肪细胞内只有一个大的脂滴，故又称单泡脂肪细胞（unilocular adipose tissue）（图 3-11）。黄色脂肪组织主要分布在皮下、网膜和系膜等处，约占成年人体重的 10%，是体内最大的贮能库，参与能量代谢，并具有产生热量、维持体温、缓冲保护和支持填充等作用。

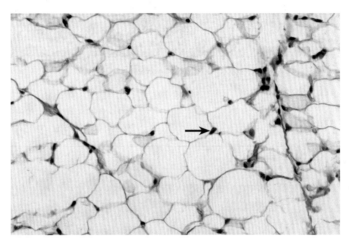

图 3-11　脂肪组织光镜图

→ 细胞核

二、棕色脂肪组织

棕色脂肪组织（brown adipose tissue）呈棕色，其特点是组织中有丰富的毛细血管，脂肪细胞内散在许多大小不一的脂滴，称为多泡脂肪细胞（multilocular adipose tissue）。棕色脂肪组织在成年人极少，新生儿及冬眠动物较多。在新生儿，棕色脂肪主要分布在肩胛间区、腋窝及颈后部等处。在寒冷的刺激下，棕色脂肪组织脂肪细胞内的脂类分解、氧化，产生大量热能，而不转变为化学能。

第四节　网 状 组 织

网状组织（reticular tissue）是造血器官和淋巴器官的基本组织成分，由网状细胞（reticular cell）、网状纤维和基质构成。网状细胞产生网状纤维。网状纤维分支交错，连接成网，成为网状细胞依附的支架（图 3-12）。在体内，网状组织不单独存在，而是构成造血组织或淋巴组织的支架，网孔内细胞和液体可自由流动，这就为淋巴细胞发育和血细胞发生提供适宜的微环境。

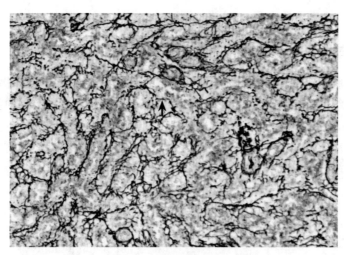

图 3-12 网状组织光镜图

↑网状纤维

数字课程学习

📥教学 PPT   🌐习题

第四章
软 骨 和 骨

软骨和骨构成身体的支架，是分别由软骨组织和骨组织为主构成的器官。软骨组织和骨组织是特殊的结缔组织，它们的细胞外基质为固态。

第一节 软 骨

软骨（cartilage）由软骨组织及其周围的软骨膜构成。软骨组织（cartilage tissue）由软骨细胞和软骨基质组成。在胚胎时期，软骨是胚胎的主要支架成分，随着胎儿发育逐渐被骨取代。在成体内，仅散在分布一些软骨，其作用依所处部位而异。

一、软骨组织

（一）软骨细胞

软骨细胞（chondrocyte）是软骨组织中唯一的细胞类型，包埋在软骨基质中，所在的腔隙称软骨陷窝（cartilage lacunae）。软骨细胞的大小、形状和分布具有一定的规律。周边部的细胞较小，为幼稚的软骨细胞，呈扁圆形，单个分布；从周边到中央，软骨细胞逐渐成熟，体积逐渐增大，变为圆形或椭圆形，多为 2~8 个聚集在一起，它们是由一个幼稚软骨细胞分裂增殖而来，故又称为同源细胞群（isogenous group）。成熟软骨细胞核小而圆，可见 1~2 个核仁，细胞质弱嗜碱性（图 4-1），电镜下可见丰富的粗面内质网和高尔基复合体，还有少量的线粒体及一些糖原颗粒和脂滴（图 4-2）。软骨细胞能合成和分泌软骨基质。

（二）软骨基质

软骨基质（cartilage matrix）即软骨细胞产生的细胞外基质，由无定形基质和纤维组成。基质的化学组成与疏松结缔组织中的基质类似，也以透明质酸分子为主干，形成分子筛结构，但软骨中的蛋白聚糖浓度更高，使软骨基质形成较为坚固的凝胶。糖胺聚糖在基质中分布不均，靠近软骨陷窝处硫酸软骨素含量相对较多，于 HE 染色切片中呈强嗜碱性，形似囊状包围软骨细胞，称为软骨囊（cartilage capsule）（图 4-1）。

纤维包埋在软骨基质中，使软骨有一定的弹性或韧性。不同类型的软骨，纤维的种类各异，据此可对软骨进行分类。

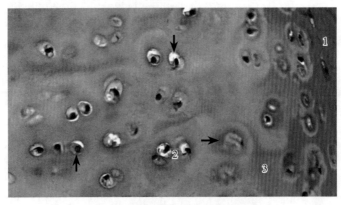

图 4-1 透明软骨（气管）

1 软骨膜；2 同源细胞群；3 软骨基质；➤ 软骨囊；↑软骨细胞；↓软骨陷窝

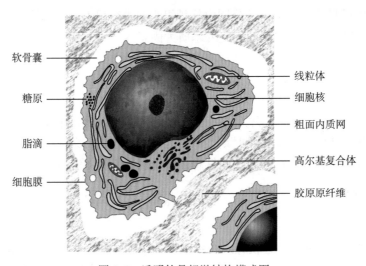

图 4-2 透明软骨超微结构模式图

二、软骨膜

除关节软骨外，软骨组织周围被覆有薄层致密结缔组织，称为软骨膜（perichondrium）（图 4-1）。软骨膜分为两层，外层胶原纤维多，较致密，主要起保护作用；内层细胞和血管多，较疏松，其中有梭形的骨祖细胞，可增殖、分化为软骨细胞。软骨组织内无血管，其营养来自软骨膜中的血管，经渗透软骨基质进入软骨内部，供应软骨细胞。

三、软骨的类型

根据软骨基质中所含纤维的不同，软骨可分为透明软骨、弹性软骨和纤维软骨三种类型。

（一）透明软骨

透明软骨（hyaline cartilage）是一种分布较广的软骨类型，包括肋软骨、关节软骨、呼吸道软骨等。透明软骨因在新鲜时呈半透明状，故而得名。透明软骨中的纤维主要是胶原原纤维,由Ⅱ型胶原蛋白组成。由于纤维很细,且折光率与基质近似,所以在HE染色切片上与基质不易区分(图4-1)。基质中含大量水分,这是透明软骨呈半透明的重要原因之一。

(二)弹性软骨

弹性软骨(elastic cartilage)分布于耳郭、咽喉及会厌等处。其结构特点是含有大量交织成网的弹性纤维,在软骨中部更为密集(图4-3),因而具有较强的弹性。新鲜时呈不透明的黄色。

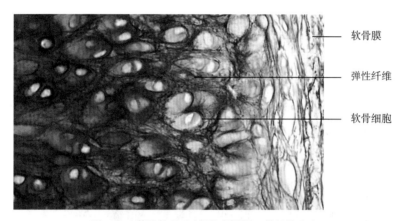

图4-3 弹性软骨光镜图(耳郭,弹性染色)

(三)纤维软骨

纤维软骨(fibrous cartilage)分布于椎间盘、关节盘及耻骨联合等部位。其结构特点是含有大量平行或交叉排列的胶原纤维束,具有很强的韧性,呈不透明的乳白色。HE染色切片中,胶原纤维束染成红色,基质较少,呈弱嗜碱性,仅在软骨细胞周围可见薄层嗜碱性软骨囊,软骨细胞较小而少,成行分布于纤维束之间(图4-4)。

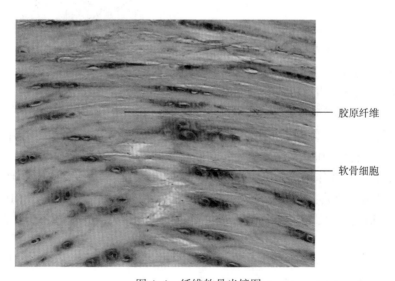

图4-4 纤维软骨光镜图

四、软骨的生长

软骨的生长有两种方式：①附加性生长，又称软骨膜下生长，软骨膜内的骨祖细胞不断增殖分化为成软骨细胞（chondroblast），成软骨细胞又进一步分化为软骨细胞，添加在原有软骨的表面，软骨细胞产生纤维和基质，使软骨从表面向外扩大增厚。②间质性生长，又称软骨内生长，通过软骨细胞的生长和分裂增殖，不断地产生更多的软骨细胞和软骨基质，使软骨从内部向周围扩大增厚。

第二节 骨

骨是由骨组织、骨膜和骨髓等构成的器官，在机体内主要起运动、保护和支持作用，所含骨髓是血细胞发生的部位。由于骨中含有大量的钙、磷等矿物质，因此，骨还是机体的钙、磷储存库，体内99%的钙和85%的磷储存于骨内。骨的内部结构符合生物力学原理，并可进行适应性的更新和改建。

一、骨组织

骨组织（osseous tissue）是骨的结构主体，由大量钙化的细胞外基质和细胞组成，其特点是细胞外基质中有大量骨盐沉积，使骨组织成为人体最坚硬的组织之一。钙化的细胞外基质称为骨基质，细胞类型包括骨祖细胞、成骨细胞、骨细胞和破骨细胞。骨细胞数量最多，分散在骨基质内，其余三种细胞位于骨组织边缘（图4-5）。

（一）骨基质

骨基质（bone matrix）简称骨质，即钙化的细胞外基质，包括有机成分和无机成分，含水极少。有机成分约占骨质量的35%，包括大量的胶原纤维和少量的无定形基质，其中胶原纤维占有机成分的90%，故骨组织切片染色呈嗜酸性。无定形基质

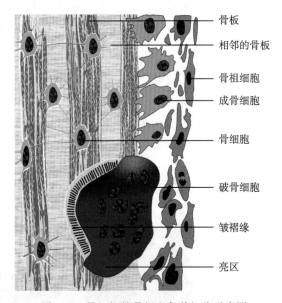

图4-5 骨组织的骨板和各种细胞示意图

标注：骨板、相邻的骨板、骨祖细胞、成骨细胞、骨细胞、破骨细胞、皱褶缘、亮区

的主要成分是蛋白聚糖及其复合物，呈无定形凝胶状，具有黏合纤维的作用。骨质中还有骨钙蛋白、骨桥蛋白和骨黏连蛋白等，它们在骨的钙化、钙离子的传递和平衡、骨的修复重建等方面具有重要作用。无机成分主要以钙和磷离子为主，又称骨盐，约占骨质量的65%。骨盐的主要存在形式是羟基磷灰石结晶，其分子式为 $Ca_{10}(PO_4)_6(OH)_2$，为不溶性中性盐，呈细针状，长 $10\sim20$ nm，沿胶原纤维的长轴排列，并且与之紧密结合，使骨质非常坚硬。

骨基质在最初形成时，细胞外基质无骨盐沉积，称类骨质（osteoid）。类骨质经钙化转变为骨质，钙化是无机盐有序地沉积于类骨质的过程。

骨质中的胶原纤维成层排列，并与骨盐紧密结合，形成板层状结构，称为骨板（bone lamella）。同一层骨板内的纤维相互平行，相邻骨板的纤维则相互垂直，这种结构特点有效地增强了骨的强度（图4-5）。

（二）骨组织的细胞

1. 骨祖细胞（osteoprogenitor cell）　位于骨膜内，是骨组织中的干细胞。细胞呈梭形，较小，细胞质少，核呈椭圆形。骨祖细胞着色浅，不易识别。骨祖细胞可以分化为成骨细胞和成软骨细胞，分化方向取决于所处微环境和所受的刺激性质。例如，当骨折修复时，骨祖细胞活跃增生，分裂分化为成骨细胞。

2. 成骨细胞（osteoblast）　位于骨组织表面，常呈单层排列，细胞较大，立方形或矮柱状，细胞核大而圆，核仁明显，细胞质嗜碱性。电镜下可观察到大量的粗面内质网和高尔基复合体。成骨细胞的功能是合成和分泌骨基质的有机成分（骨胶纤维和无定形基质），形成类骨质。同时，成骨细胞以顶浆分泌方式向类骨质中释放基质小泡（matrix vesicle）。基质小泡直径约0.1 μm，有膜包被，膜上有碱性磷酸酶、ATP酶等，小泡内含有钙结合蛋白及细小的骨盐结晶，骨盐结晶释放到类骨质中后，即以其为基础形成羟基磷灰石结晶，促进类骨质钙化。因此，基质小泡是类骨质钙化的重要结构。当成骨细胞被其分泌的类骨质包埋并有钙盐沉积时，分泌能力逐渐减弱，细胞发出许多细长突起，转变为骨细胞。

3. 骨细胞（osteocyte）　是一种单个分散于骨板之间或骨板内的多突起细胞。细胞较小，呈扁椭圆形，所在的腔隙称骨陷窝（bone lacunae）。细胞体伸出很多细长的突起，突起所在的腔隙称骨小管（bone canaliculus）。相邻骨细胞的突起以缝隙连接相连，骨小管则彼此相通，骨陷窝和骨小管内含少量组织液。骨组织内的骨陷窝和骨小管互相连通，构成了物质输送管道，骨细胞借此进行营养物质和代谢产物的交换

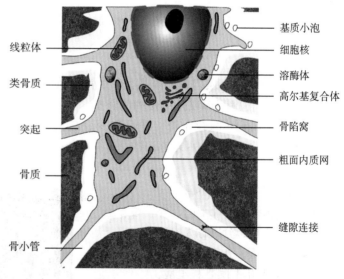

图4-6　骨细胞超微结构示意图

及信息传递（图4-6）。骨细胞具有一定的溶骨和成骨作用，参与调节钙、磷代谢平衡。

4. 破骨细胞（osteoclast）　是一种多核的大细胞，一般认为由单核细胞融合而成，数量少，散在分布于骨组织边缘，细胞直径30～100 μm，核6～50个。细胞形态不规则，细胞质嗜酸性，细胞器丰富，尤以溶酶体和线粒体居多（图4-7）。破骨细胞在功能活跃时有明显的极性，电镜下观察，可见破骨细胞紧贴骨组织一侧有许多大小不等和长短不一的突起，构成光镜下的皱褶缘（ruffled border）。在皱褶缘的周围，环绕于皱褶缘的细胞质中含大量的微丝，其他细胞器比较少，电镜下呈低电子密度，故称亮区。亮区的细胞膜紧贴骨组织，使皱褶缘和相对应的骨组织表面凹陷之间形成一个特殊的封闭的微环境，破

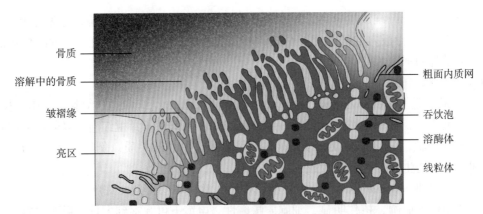

骨质
溶解中的骨质
皱褶缘
亮区

粗面内质网
吞饮泡
溶酶体
线粒体

图 4-7 破骨细胞超微结构模式图

骨细胞在此释放多种水解酶和有机酸，溶解骨盐，分解有机成分。在皱褶缘深面的细胞质中有许多吞噬泡和吞饮泡，内含细小的骨盐晶体和解体的有机成分，它们在细胞内将进一步降解。因此，破骨细胞具有很强的溶解、吸收骨质的作用。在骨组织内，破骨细胞和成骨细胞相辅相成，共同参与骨的生长和重建。

二、长骨的结构

长骨由骨干和骨骺两部分构成，表面覆有骨膜和关节软骨，内部为骨髓腔，骨髓充填其中。

（一）骨干

骨干主要由骨密质构成，内侧有少量骨松质形成的骨小梁。骨密质在骨干内、外表层形成环骨板，在中间形成骨单位和间骨板。骨干中有与骨干长轴几乎垂直走行的穿通管（perforating canal），内含血管、神经和少量疏松结缔组织，结缔组织中有较多骨祖细胞（图 4-8）。穿通管在骨外表面的开口即为滋养孔。

1. 环 骨 板（circumferential lamellae） 是环绕在骨干内、外表面排列的骨板，分别称为内环骨板和外环骨板。外环骨板比较厚，由数层或几十层骨板组成，较整齐地环绕骨干排列。内环骨板比较薄，仅由数层骨板组成，排列不如外环骨板规则。

2. 骨单位（osteon） 又称哈弗斯系统（Haversian system）。骨单位是长骨骨干的主要结构和功能单位，位于内、外环骨板之间，其排列方向与骨干长轴一致，呈长筒状，数量多，由多层

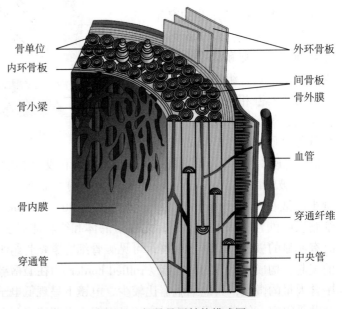

骨单位
内环骨板
骨小梁
骨内膜
穿通管

外环骨板
间骨板
骨外膜
血管
穿通纤维
中央管

图 4-8 长骨骨干结构模式图

同心圆排列的骨单位骨板（osteon lamella）围绕中央管（central canal）构成。骨板中的胶原纤维围绕中央管呈螺旋状走行，相邻骨板的纤维方向互成直角。骨单位的骨板为 4～20 层不等，故骨单位粗细不一。中央管内有血管、神经纤维和结缔组织，来自与其相通的穿通管（图 4-9）。

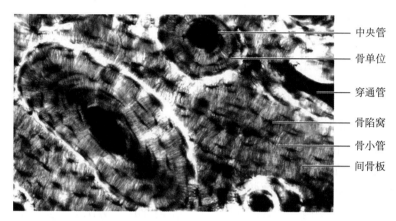

中央管

骨单位

穿通管

骨陷窝

骨小管

间骨板

图 4-9　骨单位光镜图（骨磨片，大丽紫染色）

3. 间骨板（interstitial lamellae）　是位于骨单位之间或骨单位与环骨板之间的骨板，排列形状不规则，是骨生长和改建过程中骨单位骨板或环骨板未被吸收的残留部分（图 4-9）。

在以上三种骨板之间及所有骨单位表面都有一层含骨盐较多而胶原纤维很少的骨基质，呈折光较强的轮廓线，称黏合线（cement line）。伸向骨单位表面的骨小管，都在黏合线处折返，一般不与相邻单位的骨小管连通，而骨单位最内层的骨小管开口于中央管。因此，同一骨单位内的骨细胞都接受来自其中央管的营养供应（图 4-9）。

（二）骨骺

骨骺主要由骨松质构成，其表面有薄层的骨密质，与骨干的骨密质相连续。骨骺关节面有关节软骨，为透明软骨。骨松质内的小腔隙和骨干中央的腔连通，共同构成骨髓腔。

（三）骨膜

骨膜分为骨外膜（periosteum）和骨内膜（endosteum）。除关节面以外，骨的外表面覆盖有骨外膜；骨内膜分布在骨髓腔面、穿通管和中央管的内表面及骨小梁的表面。通常所说的骨膜是指骨外膜。骨外膜较厚，又分为两层，外层由致密结缔组织组成，胶原纤维较厚，粗大密集，交织成网，其中有些纤维束穿入骨质，称穿通纤维（perforating fiber），起固定骨膜和韧带的作用。内层由薄层的疏松结缔组织构成，富含血管、神经和骨祖细胞。骨内膜很薄，由一层扁平的骨祖细胞和少量结缔组织构成，并与穿通管内的结缔组织相连续。骨膜的主要作用是营养骨组织，并为骨的生长和修复提供干细胞。骨膜中的骨祖细胞具有成骨和成软骨的双重潜能，临床上利用骨膜移植治疗骨和软骨缺损等疾病。

三、骨的发生

骨发生于胚胎时期的间充质，出生后继续生长发育，直至成年期才停止加长和增粗，但骨的内部改建终身进行，改建速度随年龄增长而逐渐减慢。骨的发生有膜内成骨和软骨内成骨两种方式。虽然发生方式不同，但骨组织发生的过程相似，都包括了骨组织形成和骨组织吸收两个方面。

（一）骨组织发生的基本过程

1. 骨组织形成　首先由骨祖细胞增殖分化为成骨细胞，成骨细胞产生类骨质，类骨质钙化以后形成骨质，类骨质中的成骨细胞转变为骨细胞，最后形成骨组织。

2. 骨组织吸收　在骨组织形成的同时，破骨细胞在原有骨组织的某些部位对骨组织进行侵蚀溶解。因此，骨组织形成和吸收同时存在，处于动态平衡。成骨细胞与破骨细胞通过相互调控、共同协作，使骨形成各种特定的形态，保证骨的发育与个体的生长需要。

（二）骨发生的方式

1. 膜内成骨（intramembranous ossification）　是指在原始的结缔组织内直接成骨。少数骨以此方式发生，如额骨、顶骨、枕骨、颞骨、锁骨等扁骨和不规则骨等。胚胎发生早期，在将要形成骨的部位，中胚层的间充质首先分化为原始的结缔组织膜，然后，间充质细胞聚集并分化为骨祖细胞，后者进一步分化为成骨细胞，分泌类骨质，生成骨组织。成骨细胞首先形成骨组织的部位称为骨化中心（ossification center）。成骨过程由骨化中心向四周发展。随着骨化的不断进行，最初形成骨小梁，成骨细胞在骨小梁表面不断添加新的骨组织，使骨小梁逐渐增粗并连接成网（图4-10），形成骨松质，其外侧部分逐步改建为骨密质，周围的结缔组织相应地转变为骨膜。

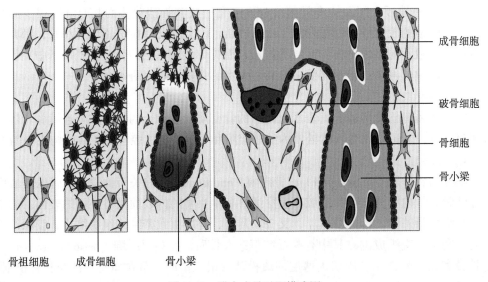

骨祖细胞　　成骨细胞　　骨小梁

图4-10　膜内成骨过程模式图

成骨细胞

破骨细胞

骨细胞

骨小梁

2. 软骨内成骨（endochondral ossification）　是在预先形成的软骨雏形的基础上，软骨组织逐步替换为骨组织，这种成骨方式比膜内成骨复杂。人体的大多数骨都以此种方式发生，如四肢骨、躯干骨和部分颅底骨等。现以长骨的发生为例，简述如下（图4-11）。

（1）软骨雏形的形成：胚胎发生早期，在将要形成长骨的部位，中胚层的间充质细胞

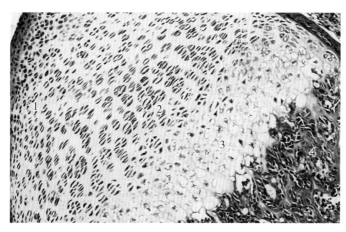

图 4-11　软骨内成骨光镜图（胎鼠指骨）

1 软骨储备区；2 软骨增生区；3 软骨钙化区；4 成骨区

聚集并分化为骨祖细胞，后者继而分化为成软骨细胞和软骨细胞。软骨细胞分泌软骨基质并包埋在其中，形成软骨组织，其外形与将要形成的长骨相似，故称软骨雏形（cartilage model）。软骨雏形周围的间充质则分化为软骨膜。

（2）骨领的形成：在软骨雏形的中段，软骨膜内的骨祖细胞增殖分化为成骨细胞，后者贴附在软骨组织表面形成薄层原始骨组织。这层骨组织呈领圈状包绕软骨雏形中段，故名骨领（bone collar）。骨领形成后，其表面的软骨膜即改称为骨膜。骨领不断增长、加厚，向两端延伸。

（3）初级骨化中心与骨髓腔的形成：在骨领形成的同时，软骨雏形中央的软骨细胞分泌碱性磷酸酶，使其周围的软骨基质钙化，软骨细胞随之退化死亡，形成空而大的软骨陷窝。骨膜中的血管连同结缔组织穿越骨领，进入退化的软骨区。破骨细胞、成骨细胞和间充质细胞随血管进入。破骨细胞消化分解钙化的软骨，形成许多与软骨雏形长轴一致的隧道；成骨细胞贴附于残存的软骨基质表面形成骨组织，这种以钙化软骨基质为中轴、表面附以骨组织的结构称为过渡型骨小梁。出现过渡型骨小梁的部位即为初级骨化中心（primary ossification center）。过渡型骨小梁之间的腔隙为初级骨髓腔，间充质细胞在此分化为网状细胞，形成网状组织。造血干细胞进入并增殖分化，从而形成骨髓。初级骨化中心形成后，骨化过程继续进行，向软骨雏形两端扩展，过渡型骨小梁也被破骨细胞吸收，使许多初级骨髓腔融合成一个较大的腔，即骨髓腔。

（4）次级骨化中心与骨骺的形成：在骨干两端的软骨中央发生次级骨化中心（secondary ossification center），出现时间因骨而异，多数在出生后数月或数年。次级骨化中心的成骨过程与初级骨化中心相似，但骨化是从中央向四周呈放射状进行，最终软骨组织由骨松质取代，使长骨两端成为骨骺，骨骺的关节面上始终保留薄层软骨，即关节软骨。在骨骺与骨干之间还保留一定厚度的软骨层，称为骺板（epiphyseal plate）或生长板，骺板是长骨继续增长的基础。

数字课程学习

教学PPT　　习题

第五章
血液和淋巴

第一节 血 液

　　血液（blood）是流体性状的结缔组织，充满于心血管系统中，在心脏收缩产生的动力的推动下不断循环流动。成人循环血容量 5 L 左右，约占体重的 7%。从血管抽取少量血液加入适宜的抗凝剂（肝素或枸橼酸钠），静置或离心后，血液分三层：上层淡黄色的液体为血浆（plasma），约占血液容积的 55%，相当于结缔组织的细胞外基质，其中 90% 是水，其余为血浆蛋白（清蛋白、球蛋白、纤维蛋白原等）、脂蛋白、酶、激素、无机盐、维生素和各种代谢物质；中间薄层为白细胞和血小板；下层为红细胞。红细胞、白细胞和血小板统称为血细胞，约占血液容积的 45%。血细胞主要由骨髓生成，血液中每天有大量的血细胞死亡，骨髓则源源不断地提供新生的血细胞。当血液流出血管后，若不加抗凝剂，溶解状态的纤维蛋白原转变为不溶解的丝状纤维蛋白，缠绕血细胞形成血凝块。血凝块静置后表面析出的淡黄色透明液体称血清（serum），所以血清与血浆最大的区别在于血清中不含纤维蛋白原。为避免抗凝剂的干扰，血液中许多化学成分的分析都以血清为样本。

　　血液检查是临床诊断和判断疾病预后最基本、最常用的方法。血细胞的形态、数量、百分比和血红蛋白含量的测定称为血象。通常采用 Wright 或 Giemsa 染色法染血涂片（图5-1）。血细胞分类和计数的正常范围如表 5-1。

表 5-1　血细胞分类和计数的正常范围

血细胞	正常范围
红细胞	男：（4.0 ~ 5.5）× 10^{12}/L
	女：（3.5 ~ 5.0）× 10^{12}/L
白细胞	（4.0 ~ 10）× 10^9/L
中性粒细胞	50% ~ 70%
嗜酸性粒细胞	0.5% ~ 3%
嗜碱性粒细胞	0 ~ 1%
单核细胞	3% ~ 8%
淋巴细胞	25% ~ 30%
血小板	（100 ~ 300）× 10^9/L

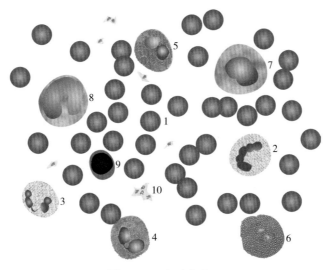

图 5-1 血细胞仿真图

1 红细胞；2、3 中性粒细胞；4、5 嗜酸性粒细胞；6 嗜碱性粒细胞；7、8 单核细胞；9 淋巴细胞；10 血小板

一、红细胞

红细胞（erythrocyte，red blood cell）是数量最多的血细胞，直径约 7.5 μm，双凹圆盘状，中央较薄，周缘较厚（图 5-2）。这种形态使红细胞具有较大的表面积，约达 140 μm²。全身所有红细胞的总表面积约有 3 800 m²。

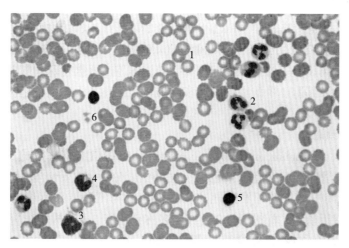

图 5-2 各种血细胞光镜图（Wright 染色）

1 红细胞；2 中性粒细胞；3 嗜酸性粒细胞；4 单核细胞；5 淋巴细胞；6 血小板

成熟红细胞无细胞核，也无细胞器，细胞质内充满了血红蛋白（hemoglobin，Hb）。血红蛋白是含铁的蛋白质，由珠蛋白和含铁血红素结合而成。当血液流经肺时，由于肺内氧分压高，血红蛋白释放二氧化碳而与氧结合；当血液流经组织和器官时，由于二氧化碳

分压高，血红蛋白释放所带的氧并与二氧化碳结合。故红细胞具有携带、运输氧和二氧化碳的功能。

红细胞的数量和血红蛋白的含量可因生理状况的改变而变化，如婴儿高于成年人，运动员高于一般人群，高山居民高于平原居民。一般情况下，若红细胞数 $<3.0 \times 10^{12}/L$ 或（和）血红蛋白 $<100 \ g/L$，称贫血。此时常伴有红细胞大小及形态的改变。

红细胞有一定的弹性和可塑性，细胞通过毛细血管时可改变形状。这是由于红细胞膜固定在一个能变形的圆盘状的网架结构上，称红细胞膜骨架。正常时，红细胞的渗透压与血浆相等，以保证红细胞内、外水平衡，从而维持红细胞的正常形态。当血浆渗透压降低时，水分进入红细胞使其膨胀，甚至破裂，血红蛋白逸出，称溶血（hemolysis）。反之，若血浆渗透压升高，红细胞内的水分大量析出，则红细胞皱缩。凡能伤害红细胞的因素，如脂溶剂、溶血性链球菌、蛇毒等都能引起溶血。

红细胞膜上有一类镶嵌蛋白质，即血型抗原 A 和（或）血型抗原 B，构成人类的 ABO 血型抗原系统。人类血液中有抗异型血的天然抗体。

外周血中除大量成熟的红细胞外，还有少量未完全成熟的红细胞，称网织红细胞（reticulocyte），占红细胞总数的 0.5%～1.5%（成年人）或 3%～6%（新生儿）。常规 Wright 染色，网织红细胞与红细胞无区别；煌焦油蓝染色后，细胞质中有蓝色的细网状结构，电镜下可见是残留的核糖体，表明网织红细胞具有合成血红蛋白的能力。网织红细胞在外周血中 1～2 天完全成熟，核糖体消失。网织红细胞占红细胞总数的百分率可反映骨髓生成红细胞的能力，对判断贫血的预后和诊断有意义。

红细胞的平均寿命约 120 天，衰老的红细胞多在脾、骨髓和肝等处被巨噬细胞吞噬。

二、白细胞

白细胞（leukocyte，white blood cell）为有核的球形细胞，能做变形运动，参与机体的防御和免疫。正常成年人白细胞的正常值为（4.0～10）$\times 10^9/L$。根据白细胞细胞质内是否含有特殊颗粒，可将其分为有粒白细胞和无粒白细胞。根据特殊颗粒的嗜色性，又将有粒白细胞分为中性粒细胞、嗜酸性粒细胞和嗜碱性粒细胞。无粒白细胞又分为淋巴细胞和单核细胞。

（一）中性粒细胞

中性粒细胞（neutrophilic granulocyte，neutrophil）占白细胞总数的 50%～70%，直径 10～12 μm。细胞呈球形；细胞核染色深，呈杆状或分叶状，分叶核一般为 2～5 叶，以 2～3 叶居多，叶间有纤细的缩窄部相连。核的分叶与细胞成熟程度有关，通常分叶越多，表明细胞越接近衰老。杆状核与 2 叶核增多称核左移，表明机体遭受严重的细菌感染；若 4～5 叶核增多，则称核右移，表明骨髓造血功能出现障碍。

中性粒细胞细胞质呈淡粉红色，含许多细小的中性颗粒。其中数量较少的为嗜天青颗粒，呈淡紫色，体积大，约占颗粒总数的 20%，它是一种溶酶体，内含酸性磷酸酶、髓过氧化物酶和多种酸性水解酶，能消化、吞噬细菌和异物。数量较多的为特殊颗粒，淡红色，约占颗粒总数的 80%，体积小，它是一种分泌颗粒，内含溶菌酶和吞噬素等，具有杀菌的作用（图 5-3）。

中性粒细胞具有很强的趋化性和吞噬功能，能吞噬细菌和异物。中性粒细胞吞噬、处

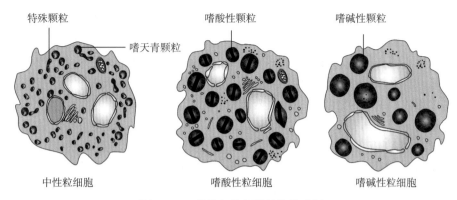

图 5-3　三种粒细胞超微结构模式图

理大量细菌以后，自身也死亡，成为脓细胞。中性粒细胞在血液中停留 6～8 h 后进入结缔组织，在组织中存活 2～3 天。

（二）嗜酸性粒细胞

嗜酸性粒细胞（eosinophilic granulocyte，eosinophil）占白细胞总数的 0.5%～3%，直径 10～15 μm。细胞核多分为 2 叶，细胞质中充满了大小相等、分布均匀的鲜红色颗粒。电镜下，颗粒多呈椭圆形，有膜包被，内含方形或长方形的结晶体（图 5-3）。颗粒属于特殊的溶酶体，除含一般的溶酶体酶外，还含组胺酶、芳基硫酸酯酶和阳离子蛋白。发生过敏反应的时候，在肥大细胞释放的嗜酸性粒细胞趋化因子的作用下，嗜酸性粒细胞通过变形运动到达过敏反应部位，其释放的组胺酶能分解组胺，芳基硫酸酯酶能灭活白三烯，从而抑制过敏反应。嗜酸性粒细胞释放的阳离子蛋白，对寄生虫有很强的杀灭作用。因此，在过敏性疾病或寄生虫感染时，血液中嗜酸性粒细胞增多。嗜酸性粒细胞在血液中停留 6～8 h 后进入结缔组织，在组织中存活 8～12 天。

（三）嗜碱性粒细胞

嗜碱性粒细胞（basophilic granulocyte，basophil）占白细胞总数的 0～1%，是数量最少的白细胞，直径 10～12 μm。细胞核分叶呈 S 形或不规则形，染色浅。细胞质中充满了大小不等、分布不均的蓝紫色颗粒，可覆盖在核上。电镜下，嗜碱性颗粒内充满了更细小的微粒（图 5-3），内含肝素、组胺、嗜酸性粒细胞趋化因子，细胞质内有白三烯，与肥大细胞极为相似，也参与过敏反应。嗜碱性粒细胞在组织中存活 10～15 天。

（四）单核细胞

单核细胞（monocyte）占白细胞总数的 3%～8%，直径 14～20 μm，是体积最大的血细胞。细胞核形态多样，可呈肾形、马蹄形或卵圆形，核内染色质颗粒细而松散，故着色较浅。细胞质丰富，弱嗜碱性故呈灰蓝色，内含许多细小的淡紫色嗜天青颗粒。嗜天青颗粒内含有酸性磷酸酶、过氧化物酶、非特异性酯酶和溶菌酶等。单核细胞具有活跃的变形能力和强趋化性，在血液中停留 12～48 h，然后进入结缔组织或其他组织，分化为巨噬细胞等具有吞噬功能的细胞。

（五）淋巴细胞

淋巴细胞（lymphocyte）占白细胞总数的 25%～30%。细胞呈圆形或椭圆形，大小不等。直径在 6～8 μm 的为小淋巴细胞，9～12 μm 的为中淋巴细胞，13～20 μm 的为大淋巴

41

细胞。血液中绝大部分是小淋巴细胞，少部分是中淋巴细胞，大淋巴细胞主要存在于淋巴组织中。小淋巴细胞核为圆形，一侧有凹陷，染色质呈致密块状，着色深；细胞质很少，在核周形成很薄的一窄缘，细胞质嗜碱性，染成蔚蓝色。中淋巴细胞和大淋巴细胞的核染色质较稀疏，着色较浅；细胞质较多。淋巴细胞细胞质中可含嗜天青颗粒，电镜下可见大量的游离核糖体，少量的溶酶体、粗面内质网和高尔基复合体等。

淋巴细胞来源于骨髓、淋巴组织和淋巴器官。淋巴细胞是机体主要的免疫细胞，主要参与机体的免疫应答。根据其发育部位、形态特点和免疫功能的不同，淋巴细胞分三大类：胸腺依赖淋巴细胞（thymus dependent lymphocyte），简称 T 细胞，产生于胸腺，占血液中淋巴细胞总数的 75%，主要参与细胞免疫；骨髓依赖淋巴细胞（bone marrow dependent lymphocyte），简称 B 细胞，产生于骨髓，占血液中淋巴细胞总数的 10%～15%，受抗原刺激后增殖分化为浆细胞，产生抗体，参与体液免疫；自然杀伤细胞（nature killer cell），简称 NK 细胞，产生于骨髓，约占 10%，能直接杀伤某些靶细胞。

三、血小板

血小板（blood platelet）只存在于哺乳动物血液中，是从骨髓中巨核细胞脱落下来的细胞质小块。血小板直径为 2～4 μm，呈双凸圆盘状，无细胞核，有完整的质膜包裹；当受到机械或化学刺激时，常伸出突起，呈不规则形。在血涂片上，血小板常聚集成群。中央部有蓝紫色的血小板颗粒，称颗粒区；周边为均质的浅蓝色，称透明区。电镜下，颗粒区主要含有特殊颗粒和致密颗粒，颗粒内含有与凝血有关的物质；透明区主要是微管和微丝，微管与维持血小板形态有关，微丝参与血小板运动。

血小板参与凝血和止血。血管损伤时，血小板被激活，聚集在受损处，成为血小板凝块，起到初级止血作用；同时在血小板释放的凝血因子的作用下，血浆的凝血酶原变为凝血酶，凝血酶又使溶解状态的纤维蛋白原变为纤维蛋白，互相交织的纤维蛋白使血小板凝块与血细胞缠结成血凝块，即血栓，从而有效地止血。血小板还具有保护血管内皮、参与内皮细胞修复的功能。血小板寿命为 7～14 天。血液中血小板正常范围为（100～300）$\times 10^9$/L，如果血小板数 <100$\times 10^9$/L 为血小板减少，<50$\times 10^9$/L 则有出血危险。

第二节　淋　巴

淋巴（lymph）是流动在淋巴管内的液体，由淋巴液与淋巴细胞组成。淋巴液是血浆在毛细血管动脉端渗出后再渗入毛细淋巴管而成，其经毛细淋巴管流向淋巴导管，最后汇入大静脉，所以，淋巴是血浆循环的旁路。淋巴流经淋巴结的时候，淋巴细胞和抗体进入其中。在不同的生理情况下，淋巴的成分会有所变化，比如小肠淋巴管中的淋巴因含较多的脂滴而呈乳白色，称乳糜（chyle）。淋巴在维持全身组织液动态平衡中起重要的作用。

第三节　血细胞的发生

每天都有很多血细胞死亡，同时又有相同数量的血细胞在骨髓中生成并进入血流，以保持外周血中血细胞数量的恒定。人的血细胞最早由胚胎第 3 周的卵黄囊壁上的血岛形成；胚胎第 6 周，迁入肝的造血干细胞开始造血；胚胎第 12 周，脾内的造血干细胞开始造血；从胚胎后期到出生后，主要由骨髓造血。

一、骨髓的结构

骨髓（bone marrow）位于骨髓腔内，胎儿和婴幼儿时期的骨髓都是红骨髓。大约从 5 岁开始，长骨干的骨髓腔内出现脂肪细胞，并逐渐增多，成为黄骨髓。成年人的红骨髓和黄骨髓各占 1/2。红骨髓为造血组织，存在于成年人的扁骨、不规则骨及长骨骨骺端的骨松质中，主要由造血组织和血窦组成。

1. 造血组织　主要由网状组织和造血细胞组成。网状纤维和网状细胞组成的网状组织构成造血组织的支架，网孔内有不同发育阶段的各种血细胞，此外还有少量巨噬细胞、脂肪细胞和间充质细胞。

2. 血窦　即窦状毛细血管（见第九章循环系统）。血窦壁内皮细胞上有孔，内皮细胞间隙较大，内皮外基膜不完整。血窦的通透性大，有利于成熟血细胞进入血液。

二、造血干细胞和造血祖细胞

造血干细胞（hemopoietic stem cell，HSC）是生成各种血细胞的始祖细胞，又称多能干细胞。主要存在于红骨髓，约占骨髓有核细胞的 0.5%，脾、淋巴结和外周血中也有少量分布。造血干细胞在形态上与小淋巴细胞相似。

造血干细胞的特征是：有很强的增殖能力，在一定条件下能反复分裂、大量增殖；有多向分化能力，在一定的条件下能分化形成不同的祖细胞；有自我复制能力，即细胞分裂后的部分子代细胞仍具有原特性，从而使其终身保持恒定的数量。

造血祖细胞（hemopoietic progenitor）是由造血干细胞分化的各类血细胞的祖细胞，是分化方向确定的干细胞，故也称定向干细胞。造血祖细胞的特性是：有一定增殖潜能，无多向分化能力，无自我复制能力。

三、血细胞发生过程中的形态变化规律

血细胞的发生是一个连续变化的过程，大致可分为三个阶段：原始阶段、幼稚阶段和成熟阶段，其中幼稚阶段又分早、中、晚三个时期。血细胞发生中形态变化的一般规律见图 5-4。细胞体由大变小（而巨核细胞则由小变大）；细胞核由大变小（红细胞核最后消失，粒细胞核由圆形渐变成杆状直至分叶，巨核细胞的核由小变大），核着色由浅变深，核仁由明显逐渐消失；细胞质由少至多，嗜碱性逐渐减弱（单核细胞和淋巴细胞仍保持嗜碱性），细胞质内的特殊结构（如红细胞的血红蛋白、粒细胞的特殊颗粒等）均从无到有，并逐渐增多；细胞分裂能力逐渐从有到无，而成熟的淋巴细胞仍具有潜在的分裂能力。

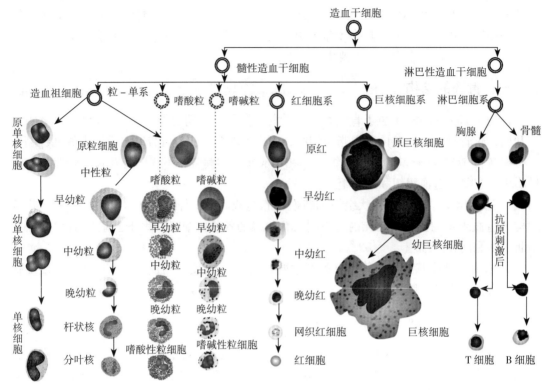

图 5-4　血细胞的发生

数字课程学习

📥 教学 PPT　　ⓔ 习题

第六章

肌 组 织

肌组织（muscle tissue）主要由具有收缩功能的肌细胞构成，肌细胞间有少量结缔组织、血管、淋巴管和神经。肌细胞呈细长纤维形，故又称肌纤维（muscle fiber），其细胞膜称肌膜（sarcolemma），细胞质称肌质（sarcoplasm），滑面内质网称肌质网（sarcoplasmic reticulum）（图6-1）。肌质中有许多与细胞长轴相平行的密集排列的肌丝，它们是肌纤维收缩、舒张功能的主要物质基础。根据肌细胞的结构和功能，肌组织分为三类：骨骼肌、心肌和平滑肌。骨骼肌和心肌的肌纤维上有明暗相间的横纹，又称横纹肌（striated muscle）；平滑肌纤维无横纹。骨骼肌受躯体神经支配，属随意肌；心肌和平滑肌受自主神经支配，为不随意肌。

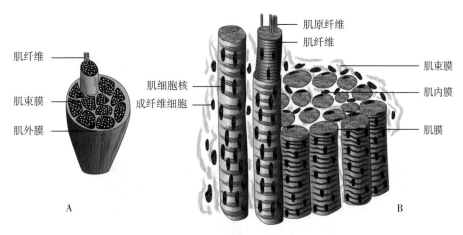

图 6-1　骨骼肌与肌膜模式图

A. 一块骨骼肌；B. 一个肌束

第一节　骨　骼　肌

骨骼肌（skeletal muscle）一般借肌腱附着于骨骼上。致密结缔组织包裹在整块肌肉外面形成肌外膜（epimysium）；肌外膜的结缔组织伸入肌内，将其分隔成大小不等的肌束，包绕每一肌束的结缔组织称肌束膜（perimysium）；肌束由许多平行排列的骨骼肌纤维组成，每一肌纤维周围有薄层结缔组织，称肌内膜（endomysium）（图6-1）。各层结缔组织膜内含神经和血管，结缔组织对骨骼肌具有支持、连接、营养和功能调整作用。

一、骨骼肌纤维的光镜结构

骨骼肌纤维为长圆柱形的多核细胞，直径10~100 μm，长度不等，一般为1~40 mm，长者可达10 cm以上（图6-2、图6-3）。肌膜外面有基膜贴附，肌膜内侧含有数十个甚至数百个扁椭圆形的细胞核，肌质中有沿肌纤维长轴平行排列的肌原纤维（myofibril），呈细丝状，直径1~2 μm，肌原纤维上有明暗相间的横带，各条肌原纤维的横带都准确地排列在同一平面上，构成了骨骼肌纤维明暗相间的周期性横纹（cross striation）。明带（light band）又称I带，暗带（dark band）又称A带。在偏振光显微镜下观察，暗带中央可见一条浅色窄带，称H带，H带中间有一条深色的M线；明带中央可见一条深色的细线，称Z线；相邻2条Z线之间的一段肌原纤维称肌节（sarcomere）。每个肌节都由1/2 I带+A带+1/2 I带组成（图6-4）。暗带的长度恒定，为1.5 μm；明带的长度依骨骼肌纤维收缩

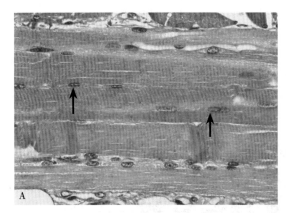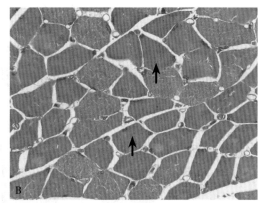

图6-2 骨骼肌纤维光镜图

A. 纵切面；B. 横切面；↑肌细胞核

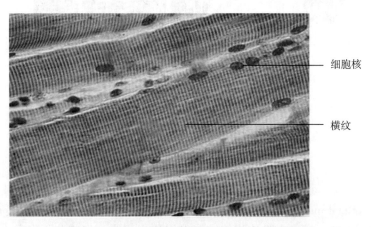

图6-3 骨骼肌纤维纵切面光镜图（铁苏木精染色）

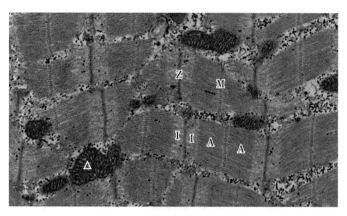

图 6-4　骨骼肌透射电镜图

I 明带；A 暗带；Z Z线；M M线；△线粒体

与舒张状态而异，最长可达 2 μm。肌节长度介于 1.5～3.5 μm，在一般安静状态下为 2 μm。肌节是骨骼肌的结构与功能单位。

二、骨骼肌纤维的超微结构

（一）肌原纤维

肌原纤维由粗、细两种肌丝构成，其沿肌原纤维的长轴规律地平行排列，形成明、暗带。粗肌丝（thick filament）长约 1.5 μm，直径为 15 nm，位于肌节中部，贯穿 A 带全长，中央借 M 线固定，两端游离。细肌丝（thin filament）长约 1 μm，直径约 5 nm，一端固定在 Z 线上，另一端伸至粗肌丝之间，与粗肌丝平行排列，其末端游离，止于 H 带外侧。明带仅由细肌丝构成，暗带中央的 H 带仅有粗肌丝，H 带两侧的暗带部分含有两种肌丝。在横切面上可见每 1 根粗肌丝周围排列着 6 根细肌丝，每 1 根细肌丝周围有 3 根粗肌丝（图 6-5）。粗、细肌丝的这种规则排列及其分子结构是肌节完成收缩功能的结构基础。

细肌丝由肌动蛋白（actin）、原肌球蛋白（tropomyosin）和肌钙蛋白（troponin）构成。后两种属于调节蛋白，在肌收缩中起调节作用。肌动蛋白由球形的肌动蛋白单体连接成串珠状，并形成双股螺旋链，每个肌动蛋白单体上都有一个可以与粗肌丝的肌球蛋白头部相结合的位点，但在肌纤维处于非收缩状态时，该位点被原肌球蛋白掩盖。原肌球蛋白细长呈丝状，是由两条多肽链相互缠绕形成的双股螺旋状分子，首尾相连，嵌于肌动蛋白双股螺旋链的浅沟内。肌钙蛋白由 3 个球形亚单位构成，分别为 TnC、TnT 和 TnI。TnC 亚单位能与 Ca^{2+} 结合，引起肌钙蛋白分子构型发生改变；TnT 亚单位能与原肌球蛋白结合，将肌钙蛋白固定在原肌球蛋白分子上；TnI 亚单位能抑制肌动蛋白和肌球蛋白相结合。

粗肌丝由肌球蛋白（myosin）分子有序排列组成。肌球蛋白分子形如豆芽，分头和杆两部分。头部如同两个豆瓣，朝向粗肌丝的两端，并突出于粗肌丝的表面，形成电镜下可见的横桥（cross bridge）（图 6-5）。杆部如同豆茎，均朝向粗肌丝中段的 M 线。头部和杆部的连接点及杆上有两处类似关节的结构，可以屈动。头部具有 ATP 酶活性，能与 ATP 结合。当肌球蛋白分子头部与细肌丝的肌动蛋白接触时，ATP 酶被激活，分解 ATP 并释放能量，使横桥屈动。

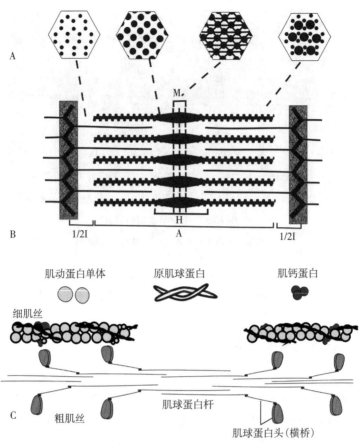

图 6-5　骨骼肌肌原纤维超微结构与分子结构示意图

A. 肌节不同部位的横切面；B. 一个肌节的纵切面；C. 肌丝的分子结构

（二）横小管

横小管（transverse tubule）是肌膜向肌质内凹陷形成的管状结构，其走向与肌纤维长轴垂直，又称 T 小管，位于明带与暗带相交处（图 6-6）。同一平面上的横小管分支吻合，环绕在每条肌原纤维周围，可将肌膜的兴奋迅速传至肌纤维内部。

（三）肌质网

肌质网是肌纤维中特化的滑面内质网，位于横小管之间。肌质网的中部纵行包绕每条肌原纤维，称纵小管（longitudinal tubule）；两端扩大呈扁囊状，形成与横小管平行并紧密相贴的盲管，称终池（terminal cisternae）。每条横小管与两侧的终池组成三联体（triad）（图 6-6），在此部

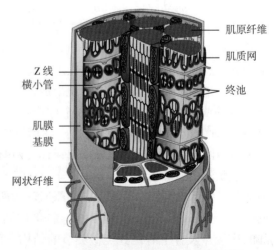

图 6-6　骨骼肌纤维超微结构立体模式图

位将兴奋从肌膜传递到肌质网膜。肌质网的膜上有丰富的钙泵和钙通道。钙泵能逆浓度差把肌质中的 Ca^{2+} 泵入肌质网内储存，使其中的 Ca^{2+} 浓度比肌质中的高上千倍。当肌质网膜接受兴奋后，钙通道开放，大量 Ca^{2+} 释放入肌质内。

三、骨骼肌纤维的收缩原理

目前认为，骨骼肌纤维的收缩机制是肌丝滑动原理，其主要过程如下：①运动神经末梢将神经冲动传递给肌膜。②肌膜的兴奋经横小管迅速传向终池，使肌质网中的 Ca^{2+} 大量释放到肌质中。③ Ca^{2+} 与肌钙蛋白 TnC 亚单位结合，肌钙蛋白、原肌球蛋白发生构形和位置改变，暴露出肌动蛋白与肌球蛋白头部的结合位点。④肌动蛋白和肌球蛋白头部迅速结合，ATP 酶被激活，ATP 被分解并释放能量，横桥发生屈动，将肌动蛋白（细肌丝）向 M 线方向牵引。⑤细肌丝在粗肌丝之间向 M 线滑动，明带缩短，肌节缩短，肌纤维收缩，此时，H 带也变窄，但暗带长度不变。⑥收缩结束后，肌质中的 Ca^{2+} 被重新泵回肌质网内储存，肌质内 Ca^{2+} 浓度降低，肌钙蛋白与原肌球蛋白等恢复原来构形，肌球蛋白头部与肌动蛋白脱离，肌纤维恢复松弛状态（图 6-7）。

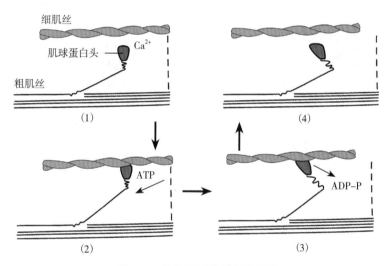

图 6-7　骨骼肌纤维收缩示意图

第二节　心　肌

心肌（cardiac muscle）为有横纹的不随意肌，分布于心脏壁和邻近心脏的大血管壁上。心肌收缩有自动节律性，缓慢而持久，不易疲劳。心肌细胞无再生能力，损伤的心肌纤维由瘢痕组织代替。

一、心肌纤维的光镜结构

心肌纤维呈不规则短圆柱状，有分支且相互连接成网。心肌纤维的连接处染色较深，称闰盘（intercalated disk）（图 6-8、图 6-9）。多数心肌纤维有一个核，少数有双核，核呈卵圆形，位于细胞中央。肌质较丰富，多聚在核的周围，富含线粒体、糖原及少量脂滴和

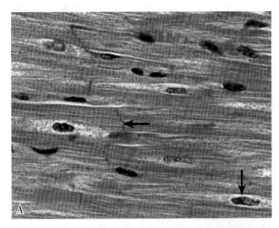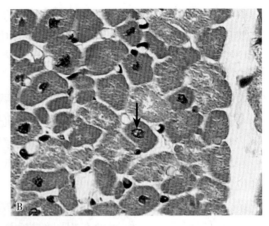

图 6-8 心肌纤维光镜图

A. 纵切面；B. 横切面；↓细胞核；← 闰盘

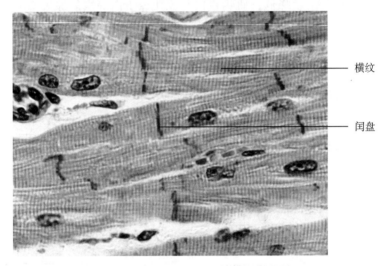

横纹

闰盘

图 6-9 心肌纤维光镜图（铁苏木精染色）

脂褐素，后者为溶酶体的残余体，随年龄的增长而增多。心肌纤维也有明暗相间的周期性横纹，但不如骨骼肌明显。

二、心肌纤维的超微结构

心肌纤维的超微结构与骨骼肌纤维相似，也含有粗、细两种肌丝，有 Z 线并构成肌节，也有肌质网和横小管（图 6-10）。心肌纤维的特点是：①肌原纤维粗细不等、界限不太分明，这是由于肌原纤维间有横小管、肌质网和极为丰富的线粒体，把肌丝分隔成粗细不等的肌丝束。②横小管较粗，位于 Z 线水平。③肌质网稀疏，纵小管不发达，终池小而少，横小管多与一侧的终池紧贴形成二联体（diad），因此，心肌纤维的储钙能力低，收缩前尚需从细胞外摄取 Ca^{2+}。④闰盘位于 Z 线水平，由相邻两个肌纤维的分支处伸出许多短突相互嵌合而成，呈阶段状，在横向连接的部分有黏着小带和桥粒，使心肌纤维间的连接牢固；在纵向连接部分有缝隙连接，便于细胞间化学信息的交流和电冲动的传导，分别使心房肌和心室肌整体的收缩和舒张同步化（图 6-11）。

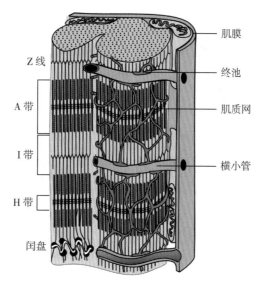

图 6-10　心肌纤维超微结构立体模式图

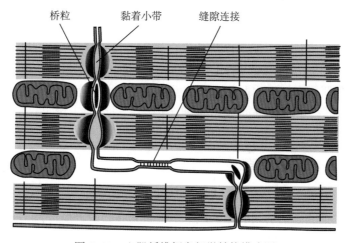

图 6-11　心肌纤维闰盘超微结构模式图

第三节　平　滑　肌

平滑肌（smooth muscle）广泛分布于消化道、呼吸道、血管等中空性器官的管壁内。平滑肌是不随意肌，收缩速度缓慢但持久。

一、平滑肌纤维的光镜结构

平滑肌纤维呈长梭形，多紧密排列，无横纹，细胞中央有一个长椭圆形或杆状的核（图 6-12），细胞收缩时，其核常呈扭曲状。平滑肌纤维一般为 200 μm，直径 8 μm；但大小不均，如小血管壁平滑肌短至 20 μm，而妊娠子宫平滑肌可长达 500 μm。

二、平滑肌纤维的超微结构

平滑肌纤维内无肌原纤维，但有比较发达的细胞骨架系统和肌丝，主要由密斑

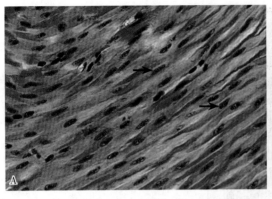
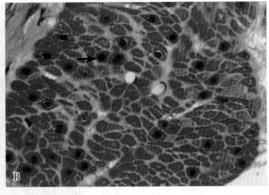

图 6-12　平滑肌纤维光镜图

A. 纵切面；B. 横切面；→ 细胞核

（dense patch）、密体（dense body）、中间丝、细肌丝和粗肌丝组成。密斑和密体的电子密度高，密斑位于肌膜下，成扁平斑块状；密体位于肌质中，为梭形小体。中间丝由结蛋白（desmin）构成，直径 10 nm，连接于密斑、密体之间，形成梭形的细胞骨架。粗、细肌丝的数量比为 1 :（12～30）。细肌丝主要由肌动蛋白组成，一端附着于密斑或密体，另一端游离，环绕在粗肌丝周围。粗肌丝由肌球蛋白组成，呈圆柱形，表面有成行排列的横桥，相邻的两行横桥的屈动方向相反。若干条粗肌丝和细肌丝聚集形成肌丝单位，又称收缩单位。平滑肌纤维的肌膜向肌质内凹陷形成数量众多的小凹，有人认为它相当于横纹肌的横小管，也有人认为是平滑肌收缩时造成的肌膜内陷，目前尚未论定。核两端的肌质较多，主要含有线粒体、高尔基复合体、少量粗面内质网、糖原及脂滴。

三、平滑肌纤维的收缩原理

目前认为，平滑肌纤维和横纹肌类似，也是以粗、细肌丝之间滑动为基础进行收缩的。由于细肌丝及细胞附加的附着点密斑呈螺旋状分布，故当肌丝滑动时，肌纤维呈螺旋状扭曲，长轴变短。平滑肌纤维之间有发达的缝隙连接，便于化学信息和电冲动的细胞间传递，引起相邻肌纤维的同步功能活动。

数字课程学习

⬇️教学 PPT　ℯ习题

第七章
神 经 组 织

神经系统是人体最为复杂的一个系统，主要由神经组织构成。神经组织作为综合通讯网络分布于全身各处。神经组织（nervous tissue）包括两种细胞：神经细胞和神经胶质细胞。神经细胞（nerve cell）也称神经元（neuron），约有 10^{12} 个。神经元具有接受刺激、整合信息和传导冲动的能力；神经元把接受的信息加以分析或贮存，并传递给其他神经元、肌组织和腺体等，以产生效应。神经胶质细胞（neuroglial cell）的数量为神经元的 10 ~ 50 倍，它不具有接受刺激和传导冲动的功能，主要对神经元起支持、保护、营养、绝缘和防御等作用。

第一节 神 经 元

一、神经元的结构

神经元形态、大小各异，但大部分都包括胞体、树突和轴突三部分（图 7-1）。

（一）胞体

胞体是神经元的营养和代谢中心。胞体有圆形、锥形和星形等，大小不一，大的直径可达 150 μm，小的直径仅 4 ~ 5 μm；由细胞膜、细胞质和细胞核构成（图 7-1）。

1. 细胞膜　神经元细胞膜是可兴奋膜，具有接受刺激、处理信息、产生和传导神经冲动的功能。细胞膜的性质取决于膜蛋白，其中有些是离子通道，有些是受体，与相应的神经递质结合后，可使某种离子通道开放。

2. 细胞核　神经元胞体中央都有一个大而圆的细胞核，核被膜明显，核内异染色质少，故着色浅，核仁大而圆。

3. 细胞质　神经元胞体的细胞质又称核周质，内含有丰富的粗面内质网和游离核糖体，表明神经元具有活跃的蛋白质合成功能，主要合成更新细胞器所需的结构蛋白、

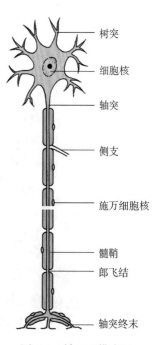

树突

细胞核

轴突

侧支

施万细胞核

髓鞘

郎飞结

轴突终末

图 7-1　神经元模式图

53

合成神经递质所需的酶类及肽类的神经调质。光镜下，粗面内质网和游离核糖体呈嗜碱性颗粒状或块状结构，称为尼氏体（Nissl body）（图7-2）。

神经元胞体和突起内有丰富的神经原纤维（neurofibril），在镀银染色切片中，呈棕黑色细丝，交错排列成网（图7-3）。电镜下由神经丝和微管构成。神经丝（neurofilament）是由神经丝蛋白构成的一种中间丝。神经原纤维构成神经元的细胞骨架，其中的微管还参与物质运输。

核周质内还含有线粒体、高尔基复合体、溶酶体等细胞器，此外也含有色素，最多见的为随年龄而增多的脂褐素。

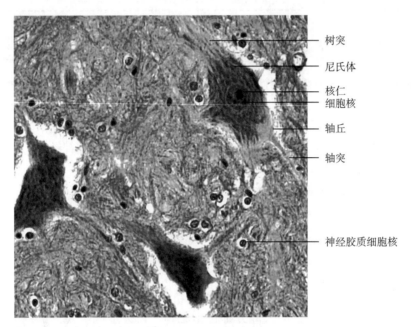

图 7-2 脊髓运动神经元

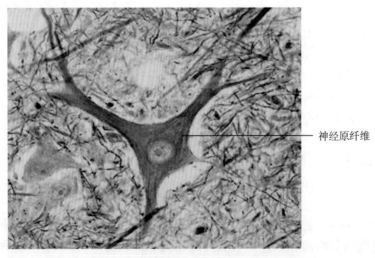

图 7-3 脊髓运动神经元（镀银染色）

（二）树突

每个神经元有一个至多个树突（dendrite），分支多，形如树枝。分支上常可见大量棘样突起，称树突棘（dendritic spine）。树突的功能主要是接受刺激。树突和树突棘明显增大了神经元接受刺激的表面积。因此，神经元接受和整合信息的能力与其树突的分支程度及树突棘的数量密切相关。

（三）轴突

神经元只有一个轴突（axon），较树突更细更长，直径均一。轴突一般从胞体发出，发出轴突的部位常呈圆锥形，称轴丘（axon hillock），光镜下此区无尼氏体，故着色浅（图 7-2）。轴突分支少，有侧支呈直角分出。轴突末端分支较多，形成轴突终末。轴突表面的细胞膜称轴膜（axolemma），其内的细胞质称轴质（axoplasm）。轴质内有大量平行排列的神经丝和微管，还有滑面内质网、微丝、线粒体和小泡。轴突内无粗面内质网和游离核糖体，故不能合成蛋白质。

轴突起始段轴膜比较厚，膜下有电子密度高的致密层。此段轴膜容易引起电兴奋，是神经元产生神经冲动的主要起始部位，神经冲动形成后沿轴膜向轴突终末传递，因此轴突的功能主要是传导神经冲动。

轴突内的物质运输称轴突运输（axonal transport）。胞体内合成的神经丝、微丝和微管持续缓慢地沿轴突顺向运输至终末，合成神经递质所需的酶、含神经调质的小泡等沿轴突快速顺向运输至终末。同时，轴突终末内的代谢产物或由轴突终末摄取的物质（蛋白质、小分子物质、由邻近细胞产生的神经营养因子或一些外源性物质，如病毒、毒素等）沿轴突逆向运输到胞体。

二、神经元的分类

1. 根据神经元突起数量的不同分类　可分为 3 类：①多极神经元（multipolar neuron）：突起数量超过两个，即一个轴突和多个树突。②双极神经元（bipolar neuron）：具有两个突起，即树突和轴突各一个。③假单极神经元（pseudounipolar neuron）：从胞体发出一个突起，但在不远处呈 T 形分为两支，一支进入中枢神经系统，称中枢突；另一支分布到外周组织和器官，称周围突。中枢突是轴突，周围突为树突。

2. 根据神经元功能的不同分类　可分为 3 类：①感觉神经元（sensory neuron）：又称传入神经元（afferent neuron），多为假单极神经元，可接受体内、外的各种刺激，并将信息传向中枢。②运动神经元（motor neuron）：又称传出神经元（efferent neuron），一般为多极神经元，负责将神经冲动传递给肌纤维或腺细胞。③中间神经元（interneuron）：主要为多极神经元，位于前两种神经元之间，起联络和传递作用。

3. 根据神经元轴突的长短分类　可分为 2 型：①高尔基 Ⅰ 型神经元（Golgi type Ⅰ neuron）：具有长轴突（可长达 1 m 以上）的大神经元。②高尔基 Ⅱ 型神经元（Golgi type Ⅱ neuron）：具有短轴突（仅数微米）的小神经元。

4. 根据神经元释放的神经递质和神经调质的化学性质不同分类　可分为胆碱能神经元、去甲肾上腺素能神经元、胺能神经元、氨基酸能神经元、肽能神经元等。

第二节 突　　触

突触（synapse）是一种特化的细胞连接方式，是存在于神经元与神经元之间或神经元与效应细胞之间传递信息的部位。突触最常见的是一个神经元的轴突终末与另一个神经元的树突、树突棘或胞体分别形成轴–树突触、轴–棘突触或轴–体突触（图 7-4）。根据传递信息的方式不同，突触可分为化学性突触和电突触两类。化学性突触以神经递质作为媒介传递信息（图 7-5）。电突触实际是缝隙连接，以电流为载体传递信息。通常所说的突触指化学性突触，哺乳动物神经系统最多见，而电突触在某些低等动物较发达。

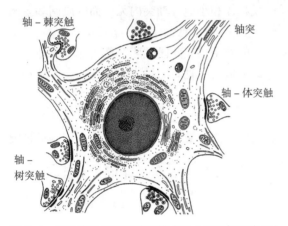

图 7-4　多极神经元超微结构模式图（示突触的类型）

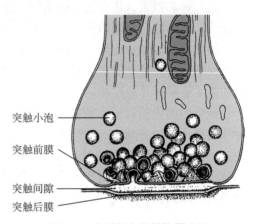

图 7-5　化学性突触结构模式图

电镜下，化学性突触由突触前成分（presynaptic element）、突触间隙（synaptic cleft）和突触后成分（postsynaptic element）三部分构成。突触前、后成分彼此相对的细胞膜，分别称为突触前膜和突触后膜（图 7-5），两者之间宽 15～30 nm 的狭窄间隙称突触间隙。用银染方法显示，可见神经元树突或胞体上有棕褐色球状膨大附着，称突触小体（synaptic knob）。突触小体即突触前成分的光镜结构，一般由神经元的轴突终末构成。

突触前成分（突触小体）内除含少量线粒体、微丝和微管等细胞器外，主要含许多突触小泡（synaptic vesicle）。突触小泡内含神经递质或神经调质。神经递质种类很多，含不同种类的神经递质（如乙酰胆碱、单胺类递质、氨基酸类递质等）的突触小泡也形态各异、大小不等。突触小泡表面附有一种蛋白质，称突触素（synapsin），连接突触小泡与细胞骨架。突触前膜和突触后膜因胞质面有一些致密物质附着而比一般细胞膜略厚，突触后膜中有特异性的神经递质和神经调质的受体及离子通道。

当神经冲动沿轴膜传导到轴突终末（突触前成分）时，可引起突触前膜上 Ca^{2+} 通道开放，细胞外 Ca^{2+} 进入突触小体，在 ATP 参与下使突触素发生磷酸化，导致突触素与突触小泡分离，突触小泡脱离细胞骨架，向突触前膜移动并与之融合，通过出胞作用将突触小泡内容物释放到突触间隙。释放出来的神经递质与突触后膜中的受体特异性结合后，突触后膜离子通道开放，改变膜两侧的离子分布，使突触后神经元（或效应细胞）产生兴奋性或抑制性突触后电位。使突触后膜发生兴奋的突触称兴奋性突触，使突触后膜发生抑制的突触称抑制性突触。突触的兴奋或抑制取决于神经递质及其受体的种类。

第三节 神经胶质细胞

神经胶质细胞广泛分布于中枢和周围神经系统，数量庞大。神经胶质细胞同样具有突起，但无树突和轴突之分，也不具有传导神经冲动的功能。神经胶质细胞分类多，形态各异，镀银染色或免疫组织化学方法可显示其全貌。

一、中枢神经系统的神经胶质细胞

（一）星形胶质细胞

星形胶质细胞（astrocyte）体积最大，胞体呈星形，核圆或卵圆形、较大、染色较浅。细胞质内含有神经胶质丝，是由胶质原纤维酸性蛋白构成的一种中间丝，参与细胞骨架的组成。突起伸展充填在神经元胞体及突起之间，起支持和绝缘作用。有些突起末端膨大形成脚板，在脑和脊髓表面形成胶质界膜，或贴附在毛细血管壁上形成神经胶质膜，参与构成血-脑屏障。星形胶质细胞还能分泌多种神经营养因子，在神经元分化、功能维持及创伤后神经元的可塑性变化中发挥重要作用。此外，脑和脊髓损伤时，星形胶质细胞增生，填补缺损，形成胶质瘢痕。星形胶质细胞分为两种（图7-6）：①原浆性星形胶质细胞，多分布于脑和脊髓的灰质，胶质丝较少，突起较短粗，分支多；②纤维性星形胶质细胞，多分布于脑和脊髓的白质，胶质丝丰富，突起长而直，分支少。

（二）少突胶质细胞

少突胶质细胞（oligodendrocyte）分布于神经元胞体及轴突周围。胞体比星形胶质细胞小，核呈卵圆形、染色质致密。镀银染色标本中，少突胶质细胞突起较少（图7-6）。电镜下，可见突起末端扩展成扁平薄膜状，包卷神经元轴突形成髓鞘。因此，少突胶质细

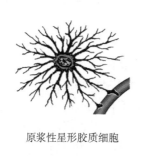
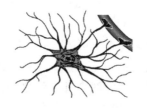

原浆性星形胶质细胞　　　　　　　　　　纤维性星形胶质细胞

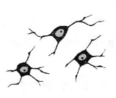

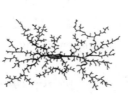
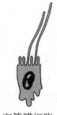

少突胶质细胞　　　　　　小胶质细胞　　　　　　室管膜细胞

图7-6 中枢神经系统的神经胶质细胞模式图

胞是中枢神经系统的髓鞘形成细胞。

（三）小胶质细胞

小胶质细胞（microglia）是最小的胶质细胞。胞体小，呈长椭圆形。核小，呈扁平或三角形，染色深。常从胞体发出细长且反复分支的突起，表面有许多棘突（图 7-6）。在神经系统损伤时，小胶质细胞可转变为巨噬细胞，吞噬死亡细胞的碎屑及变性的髓鞘。一般认为，小胶质细胞是由血液中的单核细胞迁入演化而成，属于单核吞噬细胞系统。

（四）室管膜细胞

室管膜细胞（ependymal cell）呈立方形或柱形，形成单层上皮衬在脑室和脊髓中央管的腔面，称室管膜。细胞游离面有许多微绒毛，少数有纤毛（图 7-6），纤毛摆动有助脑脊液流动。室管膜细胞可产生脑脊液。

二、周围神经系统的神经胶质细胞

（一）施万细胞

施万细胞（Schwann cell）又称神经膜细胞，参与周围神经系统中神经纤维的构成，是周围神经系统的髓鞘形成细胞。施万细胞能分泌神经营养因子，促进周围神经再生。

（二）卫星细胞

卫星细胞（satellite cell）是包裹神经节内神经元胞体的一层扁平或立方形细胞，核圆形或卵圆形，染色较深（见图 8-5）。

第四节　神经纤维和神经

一、神经纤维

神经纤维（nerve fiber）由神经元的长轴突及包绕轴突的神经胶质细胞组成。根据神经胶质细胞是否形成髓鞘（myelin sheath），神经纤维分为有髓神经纤维（myelinated nerve fiber）和无髓神经纤维（unmyelinated nerve fiber）两类。

（一）有髓神经纤维

1. 周围神经系统的有髓神经纤维　施万细胞为长卷筒状，一个接一个地包绕轴突。相邻的施万细胞不完全连接，于神经纤维上形成节段性狭窄，称郎飞结（Ranvier node），此处轴膜裸露。相邻两个郎飞结之间的神经纤维称结间体（internode），因此，一个结间体的外围部分由一个施万细胞构成。施万细胞双层细胞膜呈同心圆反复环绕轴突构成结间体的髓鞘，细胞核位于髓鞘外侧细胞质。电镜下，髓鞘呈明暗相间的板层状。髓鞘的化学成分主要是脂蛋白，称髓磷脂。HE 染色标本可见髓鞘中类脂被溶解，仅见少量蛋白质残留呈网状（图 7-7）。锇酸固定和染色，髓鞘呈黑色，纵切面上可见一些不着色的漏斗形斜裂，称施 – 兰切迹（Schmidt-Lantermann incisure），是施万细胞内、外侧细胞质相通的狭窄通道（图 7-8）。

2. 中枢神经系统的有髓神经纤维　其结构与周围神经系统的有髓神经纤维基本相同，但其髓鞘形成细胞是少突胶质细胞。少突胶质细胞的多个突起末端形成扁平薄膜状，可包卷多个轴突，胞体位于神经纤维之间。神经纤维外表面无基膜，髓鞘内无切迹。

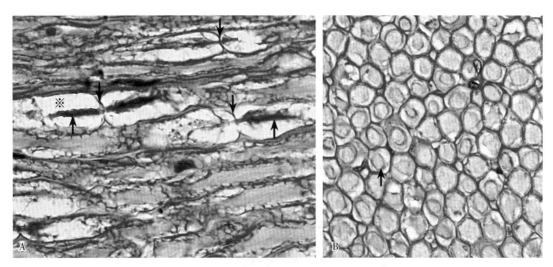

图 7-7　有髓神经纤维光镜图

A. 纵切面；B. 横切面；↑轴突；↓郎飞结；※髓鞘

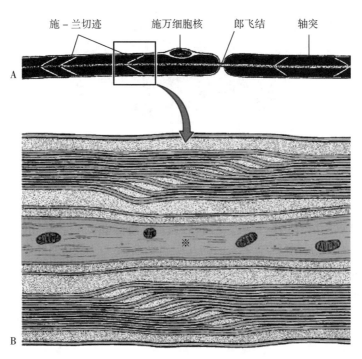

施 - 兰切迹　　　施万细胞核　　　郎飞结　　　轴突

图 7-8　有髓神经纤维结构模式图

A. 锇酸固定模式图；B. 施 - 兰切迹超微结构模式图；※轴突

（二）无髓神经纤维

1. 周围神经系统的无髓神经纤维　施万细胞表面有数量不等、深浅不同的纵行凹沟，沟内有较细的轴突。因此，一条无髓神经纤维可含多条轴突。相邻的施万细胞连接紧密，无郎飞结，也不形成髓鞘。

2. 中枢神经系统的无髓神经纤维　轴突裸露地走行在有髓神经纤维或神经胶质细胞之间，外面没有特异性胶质细胞包裹。

神经纤维的功能是传导神经冲动。有髓神经纤维因髓鞘的绝缘作用，神经冲动只能通过郎飞结处的轴膜传导，从一个郎飞结跳到下一个郎飞结，呈跳跃式传导，故传导速度快。无髓神经纤维因无郎飞结和髓鞘，神经冲动必须沿轴膜连续传导，故传导速度慢。

二、神经

神经（nerve）由周围神经系统的许多神经纤维集合形成的若干神经纤维束聚集而成（图 7-9）。多数神经同时含有运动、感觉及自主神经纤维。由于有髓神经纤维中的髓鞘含髓磷脂，故肉眼观察神经常呈白色。

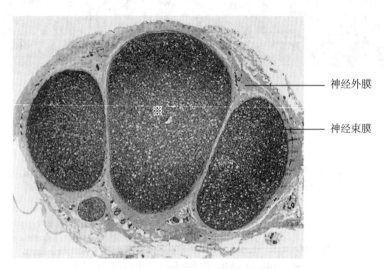

图 7-9　坐骨神经光镜图
※ 神经纤维束

神经表面有致密结缔组织包裹，称神经外膜（epineurium）。神经外膜结缔组织延伸到神经纤维束之间，与神经纤维束表面的几层扁平细胞一起形成神经束膜（perineurium），这些细胞间有紧密连接，对进入神经纤维束的大分子物质起屏障作用。神经纤维束内的每条神经纤维周围的薄层结缔组织称神经内膜（endoneurium）。

第五节　神经末梢

神经末梢（nerve ending）是周围神经纤维的终末部分，遍布全身。根据功能不同，神经末梢分为感觉神经末梢和运动神经末梢两类。

一、感觉神经末梢

感觉神经末梢（sensory nerve ending）是感觉神经元（假单极神经元）周围突的终末部分，常与周围的其他组织共同构成感受器，将内、外环境刺激转化为神经冲动，并传至中枢。

（一）游离神经末梢

较细的有髓或无髓神经纤维的终末反复分支，裸露的终末细支广泛分布于表皮、角膜及毛囊的上皮细胞之间，或分布于各种结缔组织内，如真皮、骨膜、脑膜、血管外膜、关节囊、肌腱、韧带、筋膜和牙髓等处，能感受冷、热、轻触和痛觉。

（二）触觉小体

触觉小体（tactile corpuscle）分布在真皮乳头内，以手指掌侧最多。触觉小体呈卵圆形，长轴与皮肤表面相垂直。触觉小体内有许多扁平细胞横行排列，周围包有结缔组织被囊（图7-10A）。有髓神经纤维进入触觉小体时失去髓鞘，盘绕在扁平细胞之间。触觉小体感受触觉。

（三）环层小体

环层小体（lamellar corpuscle）广泛分布于真皮深层、皮下组织、腹膜、肠系膜、韧带和关节囊等处。环层小体较大，呈圆形或卵圆形，中轴是一条均质状的圆柱体，周围有多层呈同心圆排列的扁平细胞。有髓神经纤维进入环层小体时，失去髓鞘后进入环层小体中轴的圆柱体内（图7-10B）。环层小体感受压觉和振动觉。

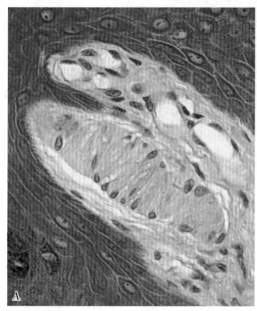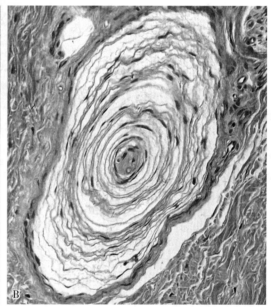

图 7-10　触觉小体（A）和环层小体（B）光镜图

（四）肌梭

肌梭（muscle spindle）分布于骨骼肌内，呈细长梭形。表面有结缔组织被囊包裹，内含多条较细的骨骼肌纤维，称梭内肌纤维。感觉神经纤维进入肌梭时失去髓鞘，终末分支环状包绕梭内肌纤维中段，或呈花枝样附着于梭内肌纤维。此外，肌梭内还有运动神经末梢，分布于梭内肌纤维两端。当肌肉收缩或舒张时，梭内肌纤维被牵拉，可刺激感觉神经末梢产生冲动并传入中枢，从而产生对骨骼肌伸缩状态的感觉。因此，肌梭属于本体感受器，对调控骨骼肌的活动有重要作用。

二、运动神经末梢

运动神经末梢（motor nerve ending）是运动神经元轴突的终末部分，终止于肌组织和腺体，支配肌纤维收缩和腺细胞分泌，常与周围其他组织共同构成效应器。运动神经末梢可分为躯体运动神经末梢和内脏运动神经末梢。

（一）躯体运动神经末梢

躯体运动神经末梢分布于骨骼肌。来自脑干或脊髓前角运动神经元的长轴突，到达骨骼肌时失去髓鞘，反复分支，每一分支终末呈葡萄状，并与骨骼肌纤维形成化学性突触，此连接处呈椭圆形板状隆起，称运动终板（motor end plate）或神经肌连接（neuromuscular junction）（图7-11）。当神经冲动传至运动终板时，释放乙酰胆碱，与突触后膜中的相应受体结合，使肌膜（突触后膜）产生兴奋，引起肌纤维收缩。

（二）内脏运动神经末梢

内脏运动神经末梢分布在内脏及血管等处。多为较细的无髓神经纤维，分支末段呈串珠状膨大，称为膨体（varicosity），贴附于肌纤维表面或腺细胞之间，与效应细胞形成突触。

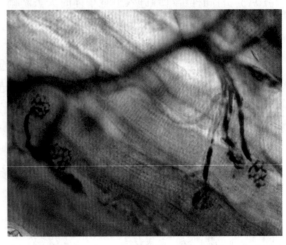

图7-11 运动终板（氯化金法）

数字课程学习

📥教学PPT 🌐习题

第八章

神 经 系 统

神经系统（nervous system）分为中枢神经系统和周围神经系统两部分，前者包括脑和脊髓，后者包括神经节和神经。在中枢神经系统，神经元胞体集中的区域称灰质（gray matter），不含神经元胞体、只有神经纤维的区域称白质（white matter）。由于大脑和小脑的灰质位于浅表，故又称皮质（cortex），白质位于皮质深面。脑干和间脑的灰质分散，称神经核。在周围神经系统，神经元胞体集中的区域称神经节或神经丛。

神经系统通过无数神经元及其突起构成复杂的神经网络，具有反射、联系、整合和调节等复杂功能。

第一节 大 脑 皮 质

大脑皮质中的神经元都是多极神经元，数量庞大，种类丰富，其中高尔基Ⅰ型神经元有大、中型锥体细胞（pyramidal cell）和梭形细胞，它们的轴突组成投射纤维或联合传出纤维，用于传递信息；高尔基Ⅱ型神经元主要是大量颗粒细胞，包括水平细胞、星形细胞、篮状细胞、上行轴突细胞等。大脑皮质神经元分层排列，除个别区域外，一般可分为6层（图8-1）：①分子层（molecular layer），位于大脑皮质浅层。神经元少，主要包括水平细胞和星形细胞，还有许多与皮质表面平行的神经纤维。②外颗粒层（external granular layer），由许多星形细胞和少量小型锥体细胞组成。③外锥体细胞层（external pyramidal layer），较厚，主要包括许多中、小型锥体细胞和星形细胞。④内颗粒层（internal granular layer），细胞密集，大多为星形细胞。⑤内锥体细胞层（internal pyramidal layer），主要是大、中型锥体细胞（图8-2A）。⑥多形细胞层（polymorphic layer），以梭形细胞为主，还有锥体细胞和颗粒细胞。

大脑皮质的1~4层主要接受传入的信息。第5层的锥体细胞和第6层的大梭形细胞的轴突组成投射纤维，下行至脑干及脊髓。联合传出纤维起自第3、5、6层的锥体细胞和梭形细胞，分布于皮质的同侧及对侧脑区。第2、3、4层的颗粒细胞主要与各层细胞相互联系，构成局部复杂的神经环路，分析、整合和贮存各种信息。

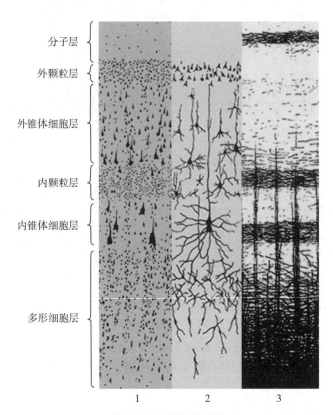

分子层

外颗粒层

外锥体细胞层

内颗粒层

内锥体细胞层

多形细胞层

1　　　　2　　　　3

图 8-1　大脑皮质分层

1 尼氏染色示 6 层结构；2 银染法示神经元的形态；

3 髓鞘染色示神经纤维的分布

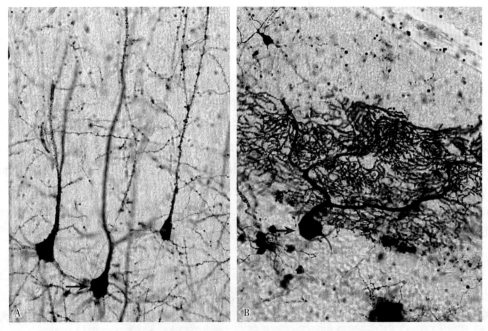

图 8-2　大脑锥体细胞（A）和小脑浦肯野细胞（B）

→ 胞体

第二节 小 脑 皮 质

小脑皮质的神经元包括星形细胞、篮状细胞、浦肯野细胞（Purkinje cell）、颗粒细胞和高尔基细胞（Golgi cell）5 种。小脑皮质由表及里分为 3 层（图 8-3）。

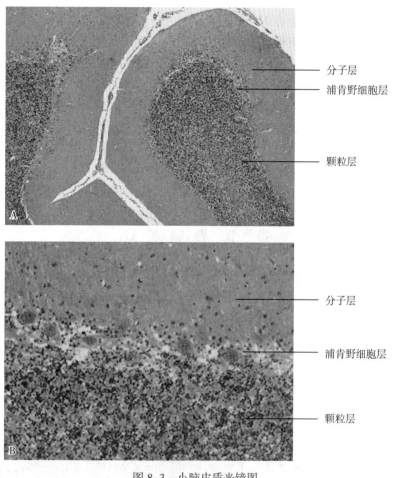

分子层
浦肯野细胞层

颗粒层

分子层

浦肯野细胞层

颗粒层

图 8-3 小脑皮质光镜图
A. 低倍；B. 高倍

一、分子层

分子层较厚，由大量神经纤维组成，神经元少，主要有两种：①星形细胞，胞体小，分布于浅层，轴突短，与浦肯野细胞的树突形成突触。②篮状细胞，胞体较大，分布于深层，轴突长，末端呈网状包绕浦肯野细胞胞体，并与之形成突触。

二、浦肯野细胞层

浦肯野细胞层由一层排列规则的浦肯野细胞胞体构成，浦肯野细胞是小脑皮质中最大的神经元，也是小脑唯一的传出神经元。胞体呈梨形，从顶端发出 2~3 条粗的主树突伸向分子层，分支繁密，呈扇形展开（图 8-2B）。树突上有大量树突棘。轴突从胞体底部发出，进入小脑白质，终止于其内的神经核。

三、颗粒层

颗粒层由密集的颗粒细胞和一些高尔基细胞组成。颗粒细胞小，有 4 ~ 5 个短树突，末端分支如爪状。轴突上行进入分子层后呈 T 形分支，与小脑叶片长轴平行，故称平行纤维。大量平行纤维垂直穿过浦肯野细胞的扇形树突，与其树突棘形成突触。一个浦肯野细胞的树突上可形成几十万个突触。高尔基细胞胞体较大，树突分支较多，大多伸入分子层与平行纤维接触，轴突在颗粒层内分支繁多，与颗粒细胞的树突形成突触。

小脑皮质的传入纤维有 3 种：攀缘纤维（climbing fiber）、苔藓纤维（mossy fiber）和去甲肾上腺素能纤维（noradrenergic fiber）。前两者为兴奋性纤维，后者为抑制性纤维。攀缘纤维主要起自延髓下橄榄核，攀附在浦肯野细胞的树突上形成突触。苔藓纤维主要起自脊髓和脑干的神经核，末端分支呈苔藓样，膨大的末端与颗粒细胞的树突、高尔基细胞的轴突或近端树突形成复杂的突触群，形似小球，故称小脑小球（cerebellar glomerulus）。去甲肾上腺素能纤维（来自脑干的蓝斑核）对浦肯野细胞有抑制作用。

第三节 脊 髓 灰 质

在脊髓横切面的中央是蝴蝶形的灰质，周围是白质（图 8-4）。灰质分前角、后角和侧角（侧角主要见于胸、腰段脊髓）。前角内含多极神经元，大小不一。大的称 α 运动神经元，轴突较粗，分布到骨骼肌；小的称 γ 运动神经元，轴突较细，支配肌梭的梭内肌纤维。这两种运动神经元释放的神经递质为乙酰胆碱。还有一种小神经元称闰绍细胞（Renshaw cell），其短轴突与 α 运动神经元的胞体形成突触，通过释放甘氨酸抑制 α 运动神经元的活动。侧角是内脏运动神经元，也属胆碱能神经元，其轴突终止于交感神经节，与节内神经元形成突触。

后角内的神经元主要接受感觉神经元轴突传入的神经冲动。部分后角神经元（称束细胞）发出轴突进入白质，形成上行神经纤维束到脑干、小脑和丘脑。脊髓灰质内还有许多中间神经元，轴突长短不一，但都不离开脊髓。

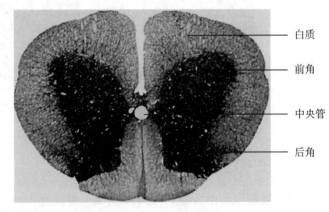

白质

前角

中央管

后角

图 8-4 脊髓横切面

第四节 神 经 节

神经节可分脊神经节、脑神经节和自主神经节三种。神经节中的神经元常称为节细胞（ganglion cell）。

一、脊神经节

脊神经节是位于脊髓两侧的脊神经背根上的膨大结构，属于感觉神经节，含有许多假单极神经元（感觉神经元）胞体和大量平行排列的神经纤维束，胞体被纤维束分隔成群。神经元胞体多为圆形，核圆形，位于中央，核仁明显。细胞质内尼氏体细小分散。从胞体发出一个突起，在胞体附近呈 T 形分支，一支（中枢突）伸向脊髓，另一支（周围突）经脊神经分布到外周组织，其终末部分形成感觉神经末梢。神经元胞体外面有一层卫星细胞包裹。脊神经节内的神经纤维大部分是有髓神经纤维（图 8-5）。

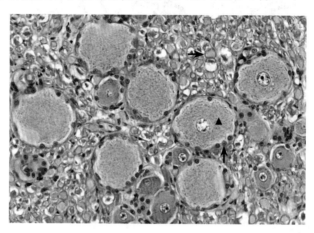

图 8-5 脊神经节光镜图

▲节细胞胞体；↑卫星细胞；→ 有髓神经纤维横切面

二、脑神经节

脑神经节位于某些脑神经干上，结构与脊神经节类似。

三、自主神经节

自主神经节包括交感神经节和副交感神经节。交感神经节位于脊柱两旁及前方，副交感神经节位于器官附近或器官内。节细胞属多极运动神经元，主要是自主神经系统的节后神经元。细胞核常偏于细胞一侧，部分有双核，细胞质内尼氏体呈颗粒状，均匀分布。细胞体周围卫星细胞较少。节内的神经纤维有节前纤维和节后纤维，大多为无髓神经纤维。节前纤维与节细胞的树突和胞体建立突触，节后纤维即内脏运动神经末梢，支配平滑肌、心肌和腺体的活动。

第五节 脑脊膜和血－脑屏障

一、脑脊膜

脑脊膜是包在脑和脊髓表面的结缔组织膜，由外向内分为硬膜（duramater）、蛛网膜（arachnoid）和软膜（piamater）3 层（图 8-6）。硬膜由厚而坚韧的致密结缔组织构成，其内表面有间皮覆盖。硬膜与蛛网膜之间的狭小间隙，称硬膜下隙。蛛网膜是薄层纤细的结缔组织，与软膜之间有一较宽的腔隙，称蛛网膜下隙，内含脑脊液。蛛网膜的结缔组织纤维形成许多小梁与软膜相连，小梁在蛛网膜下隙分支，形成蛛网状结构。软膜是紧贴脑和脊髓表面的薄层结缔组织，富含血管，供应脑和脊髓。软膜和蛛网膜随血管进入脑内，但软膜并不紧包血管，两者之间的间隙称血管周隙，与蛛网膜下隙相连，内含脑脊液。

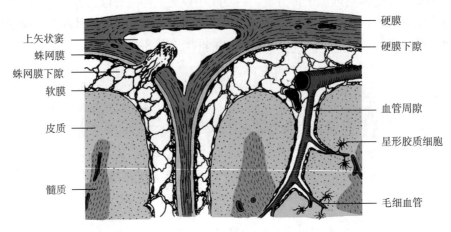

图 8-6 大脑冠状切面模式图（示脑膜和血管）

二、血-脑屏障

在血液与脑、脊髓组织之间存在血-脑屏障（blood-brain barrier），由脑的连续毛细血管内皮细胞、基膜和神经胶质膜构成（图 8-7）。血-脑屏障能阻止血液中多种物质进入脑组织，但营养物质和代谢产物可选择性顺利通过，以维持脑组织内环境的相对稳定。

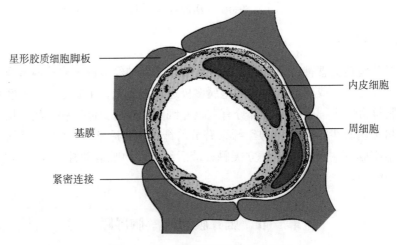

图 8-7 血-脑屏障超微结构模式图

数字课程学习

📥教学PPT 🄔习题

第九章

循 环 系 统

循环系统（circulatory system）是连续而封闭的管道系统，包括心血管系统和淋巴管系统两个部分。心血管系统由心脏、动脉、毛细血管和静脉组成；淋巴管系统是一个辅助的循环管道，由毛细淋巴管、淋巴管和淋巴导管组成。

第一节　血管壁的一般结构

除毛细血管外，血管壁从管腔面向外一般依次分为内膜、中膜和外膜（图 9-1、图 9-2）。

一、内膜

内膜（tunica intima）是血管壁的最内层，由内皮和内皮下层组成，是三层中最薄的一层。

（一）内皮

内皮（endothelium）为衬贴于血管腔内面的单层扁平上皮。内皮细胞长轴多与血液流动方向一致，细胞核居中，核所在部位略隆起。内皮作为血管的内衬，形成光滑面，便于血液流动。电镜观察内皮细胞可见一种长杆状的 W-P 小体；另外，细胞质中有丰富的质膜小泡（plasmalemmal vesicle），具有向血管内外运输物质的作用。

（二）内皮下层

内皮下层（subendothelial layer）是位于内皮和内弹性膜之间的薄层结缔组织，内含少量胶原纤维、弹性纤维，有

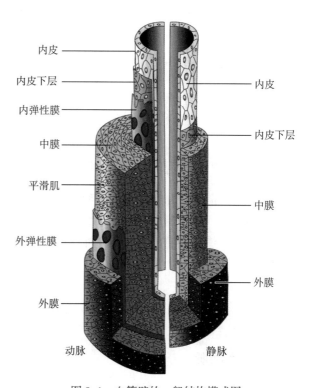

图 9-1　血管壁的一般结构模式图

内皮
内皮下层
内弹性膜
中膜
平滑肌
外弹性膜
外膜
内皮
内皮下层
中膜
外膜
动脉
静脉

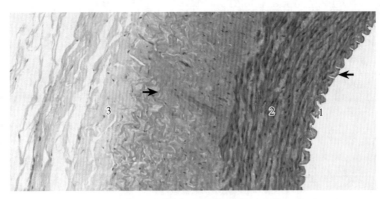

图 9-2 中动脉光镜图
1 内膜；2 中膜；3 外膜；←内弹性膜；→外弹性膜

时有少许纵行平滑肌。有的动脉内皮下层深面还有一层内弹性膜（internal elastic membrane），由弹性蛋白组成，膜上有许多小孔。在血管横切面上，因血管壁收缩，内弹性膜常呈波浪状（图 9-2）。一般以内弹性膜作为动脉内膜与中膜的分界。

二、中膜

中膜（tunica media）位于内膜和外膜之间，其厚度及组成成分因血管种类而异。大动脉以弹性膜为主，其间有少许平滑肌；中、小动脉主要由平滑肌组成。血管平滑肌是成纤维细胞的亚型，在中、小动脉发育中，平滑肌纤维可产生胶原纤维、弹性纤维和基质。在病理状况下，动脉中膜的平滑肌可移入内膜增生并产生结缔组织，使内膜增厚，是动脉硬化发生的重要病理过程。

三、外膜

外膜（tunica adventitia）由疏松结缔组织组成，其中含螺旋状或纵向分布的弹性纤维和胶原纤维。有的动脉中膜和外膜的交界处，有密集的弹性纤维组成的外弹性膜（external elastic membrane）。

四、血管壁的营养血管和神经

管径 1 mm 以上的动脉和静脉管壁中，都分布有小血管，称营养血管（vasa vasorum）。这些小血管进入外膜后分支成毛细血管，分布到外膜和中膜。内膜一般无血管，其营养由腔内血液直接渗透供给。血管中的神经纤维主要分布于中膜与外膜交界处，有的神经伸入中膜平滑肌层。

第二节 动 脉

一、大动脉

大动脉（large artery）包括主动脉、肺动脉、无名动脉、颈总动脉、锁骨下动脉和髂总动脉等。大动脉的管壁中有多层弹性膜和大量弹性纤维，平滑肌则较少，故又称弹性动脉（elastic artery）。大动脉管壁结构特点如下（图9-3）。

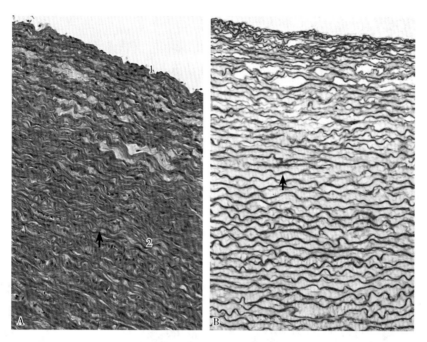

图 9-3 大动脉光镜图

A. HE 染色；B. 弹性染色；1 内膜；2 中膜；↑弹性膜

（一）内膜

内膜有较厚的内皮下层，内皮下层之外为多层弹性膜组成的内弹性膜，由于内弹性膜与中膜的弹性膜相连，故内膜与中膜的分界不清楚。

（二）中膜

成年人大动脉有 40～70 层弹性膜，各层弹性膜由弹性纤维相连，弹性膜之间有环行平滑肌及少量胶原纤维和弹性纤维。

（三）外膜

外膜较薄，由结缔组织构成，无明显的外弹性膜。外膜逐渐移行为周围的疏松结缔组织。

二、中动脉

除大动脉外，其余凡在解剖学中有名称的动脉大多属中动脉（medium-sized artery）。中动脉管壁的平滑肌相当丰富，故又名肌性动脉（muscular artery）。中动脉管壁结构特点如下（图9-2）。

（一）内膜

内膜由内皮和内皮下层组成，内皮下层较薄，内弹性膜明显。

（二）中膜

中膜较厚，由 10～40 层环形排列的平滑肌组成，肌间有一些弹性纤维和胶原纤维。

（三）外膜

外膜厚度与中膜相等，多数中动脉的中膜和外膜交界处有明显的外弹性膜。

三、小动脉

管径 0.3～1.0 mm 的动脉称为小动脉（small artery）。小动脉结构与中动脉相似，但各层均变薄，中膜含 3～9 层平滑肌，故也属肌性动脉。较大的小动脉，内膜有明显的内弹性膜，一般没有外弹性膜（图 9-4、图 9-5）。

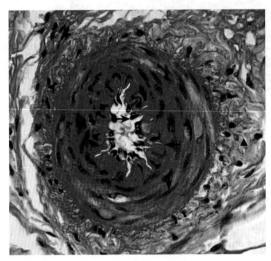

图 9-4　小动脉光镜图

◄—内弹性膜；→内皮细胞核；↓中膜平滑肌细胞核；▲外膜

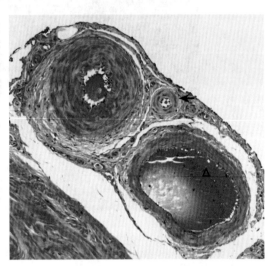

图 9-5　小血管和微血管光镜图

※ 小动脉；△小静脉；◄—微动脉

四、微动脉

管径在 0.3 mm 以下的动脉，称微动脉（arteriole）。微动脉无内、外弹性膜，中膜由 1～2 层平滑肌组成，外膜较薄（图 9-5）。

五、动脉管壁结构与功能的关系

大动脉由于中膜含有数十层弹性膜而具有弹性，这是缓冲心脏收缩时血压急剧变化的重要结构基础。心脏的间歇性收缩导致大动脉内血液呈搏动性流动，但因其管壁有非常强的弹性，确保了血管内的血液继续向前流动，以及血流的平稳性和连续性，可以说弹性动脉具有辅助泵的作用。

中动脉中膜平滑肌发达，平滑肌的收缩和舒张使血管管径缩小或扩大，从而调节分配到身体各部和各器官的血流量。

小动脉和微动脉的舒缩能显著地调节器官和组织的血流量，其收缩程度又可直接影响外周血流的阻力，而正常血压的维持在相当大程度上取决于外周阻力。故小动脉和微动脉又称外周阻力血管。小动脉病变也是原发性高血压的重要病理改变。

第三节 毛 细 血 管

毛细血管（capillary）连接于动脉和静脉之间，是体内管径最细、分布最广的血管，其分支互相吻合成网。各器官和组织内毛细血管网的疏密程度差别很大，代谢旺盛的组织和器官（如骨骼肌、心肌、肺、肾和许多腺体）毛细血管网很密，代谢较低的组织（如骨、肌腱和韧带等）毛细血管网则较稀疏。

一、毛细血管的一般结构

毛细血管管径一般为 6~8 μm，相当于 1 个红细胞大小；血窦较大，直径可达 40 μm。毛细血管管壁很薄，主要由一层内皮细胞和基膜组成。最小的毛细血管横切面仅由一个内皮细胞围成，较粗的毛细血管由 2~3 个内皮细胞围成，通常只能容纳 1~2 个红细胞通过。在内皮细胞与基膜之间散在一种扁而有突起的细胞，称为周细胞（pericyte）（图 9-6、图 9-7）。周细胞的功能尚不清楚，有人认为它们主要起机械性支持作用；也有人认为它们是未分化的细胞，在血管生长或再生时可分化为平滑肌纤维、成纤维细胞或血管内皮细胞。

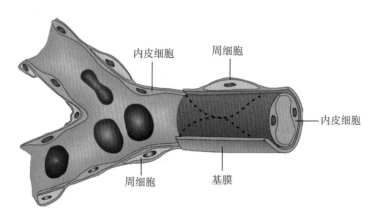

图 9-6　毛细血管模式图

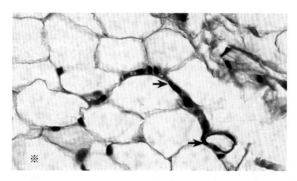

图 9-7　毛细血管光镜图

→毛细血管纵、横切面；※脂肪细胞

二、毛细血管的分类

光镜下观察，各种组织和器官中的毛细血管结构相似。但在电镜下，根据内皮细胞等的结构特点，可以将毛细血管分为三类（图9-8）。

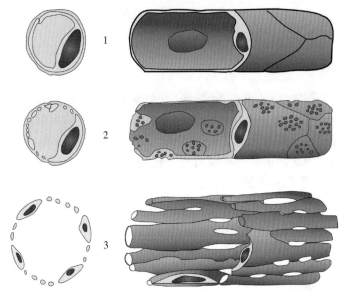

图9-8 三类毛细血管的超微结构模式图

1连续毛细血管；2有孔毛细血管；3血窦

（一）连续毛细血管

连续毛细血管（continuous capillary）的内皮细胞之间有紧密连接结构，基膜完整，细胞质中有许多吞饮小泡。吞饮小泡直径60～70 nm，在细胞游离面或基底面形成，然后转运到对侧，以胞吐方式释放内容物。连续毛细血管分布于结缔组织、肌组织、外分泌腺、肺、胸腺和中枢神经系统等处。

（二）有孔毛细血管

有孔毛细血管（fenestrated capillary）的基膜完整；内皮细胞不含核的部分很薄，且有许多贯穿细胞的窗孔，孔的直径一般为60～80 nm，孔上一般有厚4～6 nm的隔膜封闭，较一般的细胞膜薄，有利于血管内外一些中、小分子的物质交换。此类血管主要存在于胃肠黏膜、某些内分泌腺（如甲状腺、甲状旁腺）和肾血管球等处。

（三）血窦

血窦（sinusoid）又称窦状毛细血管（sinusoid capillary），管腔较大，直径可达40 μm，形状不规则。内皮细胞有窗孔，无隔膜。内皮细胞的基膜不完整或缺如，内皮细胞间隙较大。血窦主要分布在大分子物质交换旺盛的器官或组织，如肝、脾、骨髓和一些内分泌腺中。不同器官内的血窦结构常有较大差别，某些内分泌腺的血窦，内皮细胞有窗孔，有连续的基膜；有些器官（如肝）的血窦，内皮细胞有孔，细胞间隙较宽，基膜不连续或不存在。脾血窦又不同于一般血窦，其内皮细胞呈杆状，细胞间的间隙也较大。

三、毛细血管与物质交换

毛细血管是血液与周围组织进行物质交换的主要部位。人体毛细血管的总面积很大，体重 60 kg 的人，毛细血管的总面积可达 6 000 m²。毛细血管管壁很薄，并与周围的细胞相距很近，这些特点是进行物质交换的有利条件。

第四节 静 脉

静脉（vein）是输送血液回心脏的一系列血管。根据管径大小和结构的不同，静脉也可分为大静脉、中静脉、小静脉和微静脉。中静脉和小静脉常与相应的动脉伴行，但其数量较动脉多，管径较粗，管腔大而不规则，管壁较薄，弹性也小，故切片标本中的静脉管壁常呈塌陷状，管腔变扁或呈不规则形（图 9-5）。

静脉管壁结构的变异比动脉大，甚至一条静脉的各段也常有较大的差别。静脉管壁大致也可分内膜、中膜和外膜三层，但三层膜常无明显的界限。

一、微静脉

微静脉（venule）管腔不规则，管径 50～200 μm，内皮外的平滑肌或有或无，外膜薄。紧接毛细血管的微静脉称毛细血管后微静脉（postcapillary venule），其管壁结构与毛细血管相似，但管径略粗、内皮细胞间的间隙较大，故通透性较大，也有物质交换功能。淋巴组织和淋巴器官内的毛细血管后微静脉内皮呈立方形，内皮细胞中常有淋巴细胞穿过。

二、小静脉

小静脉（small vein）管径 0.2～1.0 mm，内皮外有一至数层较完整的平滑肌，外膜也渐变厚（见图 9-5）。

三、中静脉

除大静脉以外，凡有解剖学名称的静脉都属中静脉（medium-sized vein）。中静脉管径 1～9 mm，内膜薄，内弹性膜不明显。中膜比与其相伴行的中动脉薄得多，环行平滑肌分布稀疏。外膜一般比中膜厚，没有外弹性膜，由结缔组织组成，有的中静脉外膜可有纵行平滑肌束（图 9-9）。

四、大静脉

大静脉（large vein）管径在 10 mm 以上，如上腔静脉、下腔静脉、无名静脉和颈静脉等。管壁内膜较薄。中膜很不发达，为几层排列疏松的环行平滑肌，有时甚至没有平滑肌。外膜则较厚，结缔组织内常有较多的纵行平滑肌束。

五、静脉瓣

管径 2 mm 以上的静脉常有瓣膜，称静脉瓣（vein valve），由管壁内膜凸向管腔形成。瓣膜为 2 个半月形薄片，彼此相对，根部与内膜相连，表面覆以内皮，中心为含弹性纤维

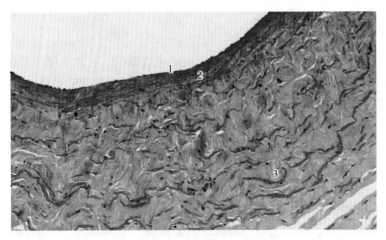

图 9-9 中静脉光镜图
1 内膜；2 中膜；3 外膜

的结缔组织，游离缘朝向血流方向，其作用是防止血液逆流。

第五节 心 脏

心脏的壁很厚，主要由心肌构成。由于心脏的规律收缩，血液在血管中环流不息，使身体各部分得到充分的血液供应。

一、心脏的结构

心脏壁也由三层膜结构组成，从内向外依次为心内膜、心肌膜和心外膜（图 9-10）。

（一）心内膜

心内膜（endocardium）由内皮和内皮下层组成。内皮为单层扁平上皮，与出入心脏的血管内皮相连续。内皮的外面为内皮下层，分内、外两层。内层由细密的结缔组织和少许平滑肌组成。外层与心肌膜相连，也称为心内膜下层（subendocardial layer），由疏松结缔组织组成，其中含血管和神经。心室的心内膜下层还有心脏传导系统的分支（束细胞，即浦肯野纤维）。

（二）心肌膜

心肌膜（myocardium）主要由心肌构成，是心壁的主要部分。心房的心肌较薄，心室的心肌较厚，以左心室的心肌最厚。心肌纤维呈螺旋状排列，大致可分为内纵、中环和外斜三层。心肌纤维多集合成束，肌束间有较多的结缔组织和丰富的毛细血管。

心室和心房的肌纤维结构和功能基本相同，但也各有一些特点，心房肌纤维比心室肌纤维短而细。电镜下有些心房肌纤维（右心房较多）含电子密度较大的颗粒，有膜包裹，直径 0.3 ~ 0.4 μm，称心房特殊颗粒（specific atrial granule）。颗粒内含心房钠尿肽（atrial natriuretic peptide，ANP），ANP 有很强的利尿、排钠、扩张血管和降血压作用。

在心房肌和心室肌之间，有由致密结缔组织组成的坚实支架结构，称心骨骼（cardiac skeleton）。心房和心室的心肌分别附着于心骨骼，两部分的心肌并不连续。

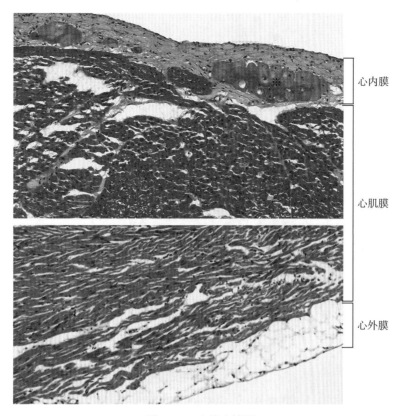

心内膜

心肌膜

心外膜

图 9-10　心脏光镜图
※ 束细胞

（三）心外膜

心外膜（epicardium）是心包膜的脏层，其结构为浆膜（serosa），表层是间皮，深部为薄层疏松结缔组织，与心肌膜相连（图 9-10）。心外膜中含血管和神经，并常有脂肪组织。心包膜壁层与脏层之间为心包腔，腔内有少量液体，使壁层与脏层湿润光滑，利于心脏搏动。

（四）心瓣膜

心瓣膜（cardiac valve）是心内膜突向心腔而成的薄片状结构。瓣膜表面被覆以内皮，内部为致密结缔组织，附着于心骨骼上，存在于左、右房室孔及肺动脉和主动脉出口处。其功能是阻止心房和心室收缩时血液逆流。

二、心脏的传导系统

心脏壁内有特殊心肌纤维组成的传导系统，其功能是发生并传导冲动到心脏各部，使心房肌和心室肌按一定的节律收缩。这个系统包括：窦房结、房室结、房室束、位于室间隔两侧的左右房室束分支，以及分布到心室乳头肌和心室壁的许多细支（束细胞）（图 9-11）。窦房结位于右心房心外膜深部，其余的部分均分布在心内膜下层。组成心脏传导系统的心肌纤维类型有以下 3 种。

（一）起搏细胞

起搏细胞（pacemaker cell）简称 P 细胞，组成窦房结和房室结，细胞较小，呈梭形或

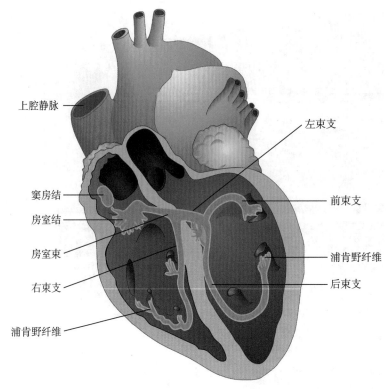

上腔静脉

左束支

窦房结

前束支

房室结

房室束

浦肯野纤维

右束支

后束支

浦肯野纤维

图 9-11　心脏传导系统分布模式图

多边形。细胞质内细胞器较少，有少量肌原纤维和吞饮小泡，但含糖原较多。起搏细胞是心肌兴奋的起搏点。

（二）移行细胞

移行细胞（transitional cell）主要存在于窦房结和房室结周边及房室束，其结构介于起搏细胞和心肌纤维间，细胞呈细长形，比心肌纤维细而短，起传导冲动的作用。

（三）浦肯野纤维

浦肯野纤维（Purkinje fiber）又称束细胞，组成房室束及其分支。这种细胞比一般心肌纤维短而宽，细胞中央有 1～2 个核。细胞质中有丰富的线粒体和糖原，肌原纤维较少，位于细胞周边，细胞彼此间有较发达的闰盘。此种细胞能快速传导冲动，房室束分支末端的细胞与心室肌纤维相连，从而将冲动传到心室各处。

第六节　淋巴管系统

人体除中枢神经系统、软骨、骨髓、胸腺和牙等处没有淋巴管分布外，其余的组织和器官大多有淋巴管。毛细淋巴管为淋巴管系统的起始部分，位于组织中，进入毛细淋巴管的组织液称淋巴。淋巴流经粗细不等的淋巴管，最后汇合成右淋巴导管和胸导管，导入大静脉。

一、毛细淋巴管

毛细淋巴管（lymphatic capillary）以盲端起始于组织内，互相吻合成网，然后汇入淋巴管。毛细淋巴管的结构特点是管腔大而不规则，管壁薄，仅由内皮和极薄的结缔组织构成，无周细胞。电镜下，毛细淋巴管内皮细胞间有较大间隙，无基膜，故通透性大，大分子物质易进入。

二、淋巴管

淋巴管（lymphatic vessel）的结构与中、小静脉相似，管径更大而不规则，管壁薄，管壁由内皮、少量平滑肌和结缔组织构成，瓣膜较静脉多，可阻止淋巴逆流。

三、淋巴导管

淋巴导管（lymphatic duct）包括右淋巴导管和胸导管，结构与大静脉相似，管壁更薄，三层膜分界不明显。

数字课程学习

⬇️教学 PPT　　🄴 习题

第十章
免 疫 系 统

免疫系统（immune system）主要由淋巴器官、淋巴组织、免疫细胞和免疫活性分子等组成，淋巴器官主要包括胸腺、淋巴结、脾和扁桃体等，免疫细胞是指分布于全身各处的淋巴细胞、抗原呈递细胞、粒细胞和肥大细胞等。免疫系统的核心成分是淋巴细胞，它是参与特异免疫应答的主要细胞，具有识别和记忆能力。免疫活性分子包括免疫球蛋白、补体细胞因子等。免疫系统的功能主要有三个方面：①免疫防御：识别和清除进入机体的抗原，包括病原生物、异体细胞和异体大分子。②免疫监视：识别和清除表面抗原发生变化的细胞，如肿瘤细胞、病毒感染的细胞。③免疫自稳：识别和清除体内衰老死亡的细胞和免疫复合物，维持内环境的稳定。

第一节　免疫细胞

一、淋巴细胞

淋巴细胞（lymphocyte）是构成免疫系统的主要细胞，也是执行免疫功能的主要成员。这些细胞在形态上不易区分，主要根据其发生来源、形态特点和免疫功能等方面的不同，分为 T 细胞、B 细胞和 NK 细胞三类，各类细胞又可进一步分为若干亚群。其中 T 淋巴细胞是细胞免疫的主要细胞，有直接杀伤靶细胞的作用，B 淋巴细胞参与体液免疫。

淋巴细胞具有下列重要特性：①特异性：淋巴细胞表面有抗原受体，即具有识别和结合特异性抗原的分子结构，故能识别抗原。不同淋巴细胞的抗原受体是不同的，每一种受体只能与相应的抗原相结合，这就是特异性。②转化性：体内绝大多数淋巴细胞处于静息状态，只有当某种淋巴细胞受相应抗原刺激后才被激活，并在形态上发生明显变化，这一过程称为转化。淋巴细胞转化后迅速进行连续的分裂增殖，其中大部分可形成积极参与免疫应答的效应细胞，效应 T 细胞能破坏靶细胞，效应 B 细胞（即浆细胞）能分泌特异性抗体。③记忆性：淋巴细胞经抗原激活转化后，在分裂增殖形成的细胞中，有一部分再度转变为静止状态的细胞，称记忆（T 或 B）细胞，当它们再次遇到相应抗原刺激后又能迅速地分化为效应细胞，及时清除抗原，从而使机体免于发病。外周淋巴器官和淋巴组织内的淋巴细胞可经淋巴管进入血流，循环于全身，又可通过弥散淋巴组织内的毛细血管后微静脉，再返回淋巴器官或淋巴组织，如此周而复始，使淋巴细胞从一个淋巴器官到另一个淋巴器官或另一处淋巴组织，这种现象称为淋巴细胞再循环。淋巴细胞再循环有利于识别抗原，促进免疫细胞间的协作，使分散于全身的免疫细胞成为一个相互关联的统一体。

二、巨噬细胞和单核吞噬细胞系统

巨噬细胞是血液中的单核细胞穿出血管后，进入机体各处的结缔组织，在局部微环境的诱导下，发育分化为具有强大吞噬功能的一种免疫细胞。单核吞噬细胞系统（mononuclear phagocyte system）是指由单核细胞及由其分化而来的、分布于全身各处具有吞噬功能的细胞，包括结缔组织和淋巴组织的巨噬细胞、骨组织的破骨细胞、神经组织的小胶质细胞、肝巨噬细胞和肺巨噬细胞等。它们除具有较强的吞噬能力外，还各具一些形态和功能的特点，其内容分别见各章叙述。

三、抗原呈递细胞

抗原呈递细胞（antigen presenting cell，APC）是指能捕获和处理抗原，并将抗原呈递给 T 细胞，使之激活并产生免疫应答的一类免疫细胞，主要有树突状细胞、巨噬细胞和 B 细胞等。

第二节 淋 巴 组 织

淋巴组织（lymphoid tissue）是以网状组织为支架，网孔内含有大量淋巴细胞及一些巨噬细胞、浆细胞和肥大细胞等成分的一类组织（图 10-1）。淋巴组织除组成免疫器官的实质外，还广泛分布于与体外相通的消化、呼吸、泌尿生殖道的黏膜固有层，构成抵御外来病菌、异物入侵机体的第一道防线。淋巴组织从结构上可区分为弥散淋巴组织和淋巴小结两种。

一、弥散淋巴组织

弥散淋巴组织（diffuse lymphoid tissue）周围无明显边界，组织中以 T 细胞聚集为主。除有一般的毛细淋巴管和毛细血管外，还常见高内皮的毛细血管后微静脉，后者是淋巴细胞从血液进入淋巴组织的重要通道。抗原刺激使弥散淋巴组织扩大，并出现淋巴小结。

二、淋巴小结

淋巴小结（lymphoid nodule）又称淋巴滤泡，为圆形或椭圆形小体，大小不一，直径约

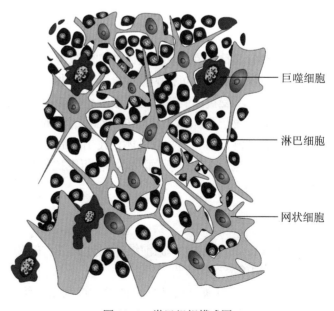

巨噬细胞

淋巴细胞

网状细胞

图 10-1 淋巴组织模式图

1~2 mm，主要由 B 淋巴细胞聚集而成，边界清楚。根据功能状态不同分为初级淋巴小结和次级淋巴小结，前者体积小、无生发中心；后者体积大，淋巴小结有明显的生发中心，中心处染色浅，分布着大量体积较大、呈分裂象的淋巴细胞。生发中心可分为深部的暗区（dark zone）和浅部的明区（light zone），生发中心的周边有一层密集的小型 B 细胞，尤以顶部最厚，称为小结帽（图 10-2）。淋巴小结的结构是经常变化的，在抗原刺激下，淋巴细胞大量增殖，淋巴小结变大；当抗原被清除后，淋巴小结可变小或消失。

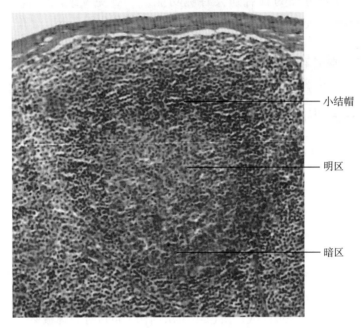

图 10-2　淋巴小结光镜图

第三节　淋 巴 器 官

　　淋巴器官又称免疫器官，是以淋巴组织为主要成分的器官，按结构和功能不同分为两类：①中枢淋巴器官，包括胸腺和骨髓，是淋巴细胞早期分化的场所，发生较早，出生前已发育完善，不受抗原刺激的直接影响，仅受激素调节。中枢淋巴器官能连续不断地向周围淋巴器官及淋巴组织输送初始淋巴细胞，故是培育 T 细胞或 B 细胞的"苗圃"。②周围淋巴器官，如淋巴结、脾和扁桃体，在出生后数月才逐渐发育完善，由中枢淋巴器官供应 T 细胞及 B 细胞，在抗原刺激下，具有相应抗原受体的淋巴细胞增殖与分化为效应细胞，产生免疫应答。

一、胸腺

　　胸腺（thymus）位于胸腔前纵隔，分为左、右两叶。胸腺是培育各种 T 细胞的场所。
　　（一）胸腺的组织结构
　　胸腺表面覆有薄层结缔组织被膜。被膜结缔组织成片状伸入胸腺实质，形成小叶间隔，将其分成许多大小不一、不完整的小叶。每一小叶又可分成周边染色深的皮质和中央染色浅的髓质。由于小叶分隔不全，相邻小叶间的髓质彼此相连（图 10-3）。幼儿期胸腺较大，至青春期后逐渐退化，到老年期其实质大部分被脂肪组织替代。

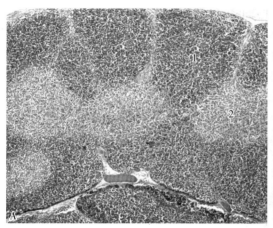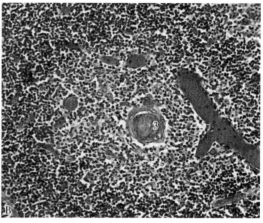

图 10-3　胸腺光镜图

A. 低倍；B. 高倍；1 皮质；2 髓质；3 胸腺小体

1. 皮质（cortex）由胸腺上皮细胞和大量密集排列的胸腺细胞（thymocyte）构成。胸腺上皮细胞大多数呈星形，相邻细胞的突起以桥粒相连。胸腺上皮细胞能分泌胸腺素和胸腺生成素等激素，诱导其周围的胸腺细胞增殖分化（图 10-4）。胸腺细胞是胸腺内处于不同分化阶段的 T 细胞，占皮质细胞总数的 85%~90%。在皮质内经受了两次选择，最终只有不足 5% 的胸腺细胞发育成初始 T 细胞。

2. 髓质（medulla）含有较多多边形的胸腺上皮细胞和少量的胸腺细胞。髓质中可见一些圆形或椭圆形的胸腺小体（thymic corpuscle），是胸腺髓质的重要结构特征，胸腺小体大小不等，由数层

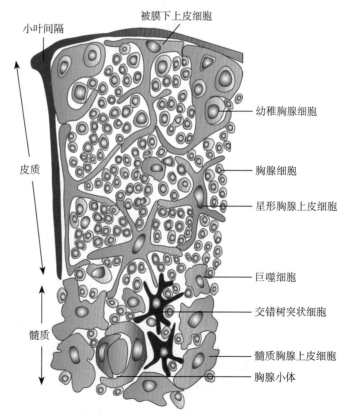

图 10-4　胸腺内各种细胞分布模式图

或十多层扁平的胸腺上皮细胞以同心圆包绕而成。胸腺小体外周的胸腺上皮细胞可见细胞核，近小体中心的胸腺上皮细胞细胞核逐渐退化消失，小体中心部位的胸腺上皮细胞已崩解成碎片。胸腺小体的功能尚不清楚，但缺乏胸腺小体的胸腺不能培育出 T 淋巴细胞。胸腺髓质内胸腺细胞数量虽少，但均已成熟，并具有免疫应答能力。胸腺髓质内还有少数散在分布的交错树突状细胞和巨噬细胞等（图 10-4）。

3. 血 - 胸腺屏障　胸腺皮质内的毛细血管及其周围结构可阻挡血液内的大分子及抗原物质进入胸腺实质，称为血 - 胸腺屏障（blood-thymus barrier）。屏障的组成为：①连续毛细血管内皮。②完整的内皮基膜。③血管周围间隙，内含巨噬细胞。④完整的胸腺上皮细胞基膜。⑤连续的胸腺上皮细胞的突起（图 10-5）。该屏障能保证皮质中的胸腺细胞在发育过程中免受外来抗原的影响，从而在相对稳定的微环境中发育成熟。

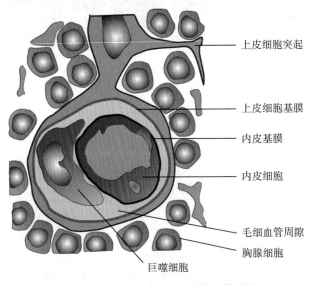

上皮细胞突起

上皮细胞基膜

内皮基膜

内皮细胞

毛细血管周隙
胸腺细胞

巨噬细胞

图 10-5　血 - 胸腺屏障结构模式图

（二）胸腺的功能

胸腺上皮细胞能产生多种肽类胸腺激素，如胸腺素、胸腺生成素等，这些胸腺激素能促进胸腺细胞分化成熟，培育形成初始 T 淋巴细胞。并不断经皮质和髓质交界处的毛细血管后微静脉进入血流，分布到周围淋巴器官或淋巴组织的胸腺依赖区定居。

二、淋巴结

淋巴结（lymph node）是哺乳动物所特有的器官，呈扁椭圆形，大小不等，位于淋巴循环的通路上，数量众多（500～600 个）沿淋巴管排列并与淋巴管相通，常分布于颈、腋下、肺门、肠系膜和腹股沟等处，是过滤淋巴和产生免疫应答的重要器官。

（一）淋巴结的组织结构

淋巴结外面覆有薄层结缔组织被膜，淋巴结的实质分为浅层的皮质和深层的髓质，两者间无明显界限（图 10-6）。

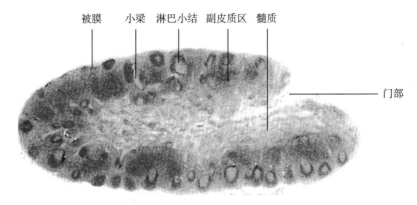

被膜　小梁　淋巴小结　副皮质区　髓质

门部

图 10-6　淋巴结光镜图

1. 被膜　被膜伸入实质形成小梁（trabecula）。小梁分支相互连接成网，构成淋巴结的粗支架，粗支架间填充着网状组织，成为淋巴结的细支架。淋巴细胞、巨噬细胞和浆细胞等细胞成分填充在这些支架的网眼中。数条输入淋巴管穿过被膜，通入被膜下窦。淋巴结的一侧凹陷处称门部，此处疏松结缔组织伸入淋巴结内，血管、神经和输出淋巴管由门部进出淋巴结。

2. 皮质　靠近被膜，由浅层皮质、副皮质区和皮质淋巴窦组成（图 10-7）。

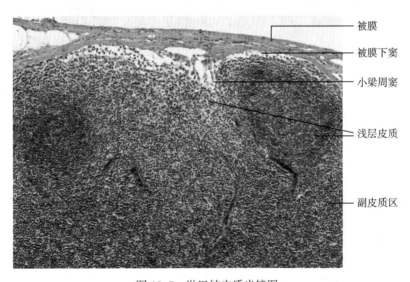

被膜

被膜下窦

小梁周窦

浅层皮质

副皮质区

图 10-7　淋巴结皮质光镜图

（1）浅层皮质（superficial cortex）：位于被膜下方，与被膜下窦相贴，由淋巴小结和少量弥散淋巴组织组成，主要含 B 淋巴细胞。

（2）副皮质区（paracortex zone）：为浅层皮质与髓质之间的一层弥散淋巴组织，主要由大量 T 淋巴细胞构成，并含少量 B 淋巴细胞、浆细胞及巨噬细胞等，故又称胸腺依赖区。副皮质区含有较多的毛细血管后微静脉，其内皮呈立方形，此处是淋巴细胞由血液进入淋巴组织的重要通道。当血液流经此段时，约有 10% 的淋巴细胞穿出。

85

（3）皮质淋巴窦（cortical sinus）：包括被膜下窦和小梁周窦，是皮质内淋巴流动的通道。被膜下窦是包围整个淋巴结皮质的双层扁平囊，窦壁由薄层扁平内皮组成，腔内有星状内皮细胞支撑，并有许多巨噬细胞附着在网状细胞及内皮表面。淋巴在窦内受星状细胞及巨噬细胞的阻挡，流动缓慢，有利于清除淋巴内的异物和捕获抗原。被膜下窦与小梁周窦相延续，后者位于小梁周围，结构和功能与前者相似。

3. 髓质　构成淋巴结的中央区域，由髓索和髓窦组成，两者分界明显（图 10-8）。

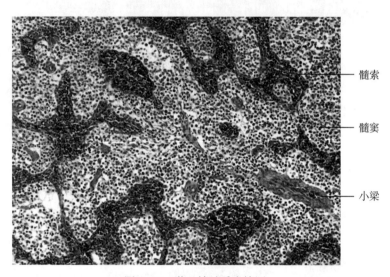

图 10-8　淋巴结髓质光镜图

（1）髓索（medullary cord）：由索条状的淋巴组织构成，彼此互相连接成网。髓索内主要含 T 细胞、B 细胞、浆细胞和巨噬细胞，各种细胞的数量因免疫状态不同而改变。

（2）髓窦（medullary sinus）：即髓质淋巴窦，位于交织成网的髓索之间，是淋巴在髓质内的通道，其结构与皮质淋巴窦相似，但较宽大，腔内巨噬细胞较多，故有较强的滤过作用。

淋巴结内的淋巴由淋巴结周围的输入淋巴管流入被膜下窦，被膜下窦的淋巴部分经小梁周窦直接连通于髓窦，部分渗入皮质淋巴组织内再进入髓窦。淋巴液由髓窦汇集入输出淋巴管，经门部流出淋巴结。

（二）淋巴结的功能

1. 滤过淋巴　病原体及抗原物质侵入皮肤和黏膜后很容易经毛细淋巴管进入淋巴，随淋巴回流入淋巴结。由于淋巴窦的迂回弯曲，淋巴流动缓慢，有利于窦内的巨噬细胞清除其中的异物，对细菌的清除率可达 99.5%，但对病毒与癌细胞的清除率很低。

2. 免疫应答　抗原进入淋巴结后，巨噬细胞和交错树突状细胞可捕获与处理抗原，使有相应特异性受体的淋巴细胞发生转化。发生体液免疫应答时，淋巴小结增多增大，髓索内浆细胞增多，产生抗体；发生细胞免疫应答时，深层皮质区明显扩大，效应 T 淋巴细胞增多，进行细胞免疫。淋巴结的细胞免疫应答和体液免疫应答常同时发生，以哪一种为主，视抗原性质而定。

三、脾

脾（spleen）是人体最大的淋巴器官，位于血液循环通路上，有滤过血液和对侵入血液内的抗原物质进行免疫应答等功能。

（一）脾的组织结构

脾的实质由白髓和红髓组成（图 10-9）。

1. 被膜　脾的外周有较厚的致密结缔组织被摸，其中含有弹性纤维和少量平滑肌。被膜结缔组织向脾实质内伸入，形成许多索条状分支的小梁，小梁相互连接成网，构成脾的粗支架；网状组织填充于小梁间，组成微细支架。小梁内也含有散在的平滑肌，其收缩可调节脾的含血量。

2. 白髓（white pulp）　主要由淋巴细胞密集的淋巴组织构成，在新鲜脾的切面上，呈分散的白色小点，故称白髓。白髓包括动脉周围淋巴鞘、淋巴小结和边缘区（图 10-10、图 10-11），相当于淋巴结的皮质。

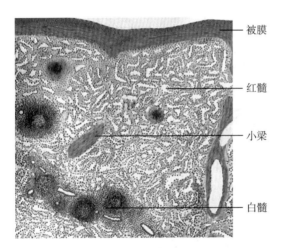

图 10-9　脾模式图

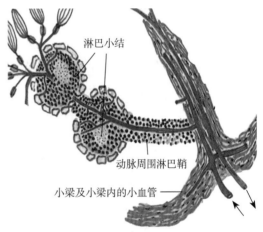

图 10-10　动脉周围淋巴鞘和淋巴小结模式图

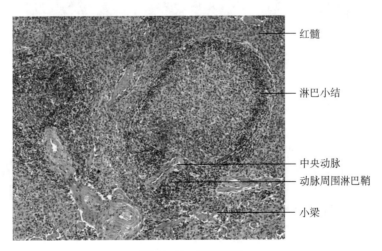

图 10-11　脾光镜图

（1）动脉周围淋巴鞘（periarterial lymphatic sheath）：是指围绕在中央动脉周围的一层弥散淋巴组织，由大量 T 淋巴细胞和少量巨噬细胞及交错树突状细胞构成。此区相当于淋巴结内的副皮质区，属胸腺依赖区，但无高内皮微静脉。当脾内发生细胞免疫应答时，此区 T 淋巴细胞分裂象增多，动脉周围淋巴鞘增厚。

（2）淋巴小结：位于动脉周围淋巴鞘的一侧，主要由 B 淋巴细胞构成，可有中央动脉分支穿行，且常位于偏心位置。当抗原侵入脾发生体液免疫应答时，淋巴小结数量增多，体积增大。

（3）边缘区（marginal zone）：是白髓与红髓之间宽 100 μm 的区域，该处淋巴细胞较白髓稀疏，含有较多巨噬细胞及 B 淋巴细胞。中央动脉支末端膨大成小血窦，即边缘窦，血细胞可经此不断进入边缘区淋巴组织，是淋巴细胞由血液进入淋巴组织的重要通道。边缘区也是脾内捕获抗原、识别抗原和诱发免疫应答的重要部位。

3. 红髓（red pulp） 由脾索和脾血窦构成（图 10-12），占脾实质的大部，含有大量血细胞，在新鲜切面上呈现暗红色。

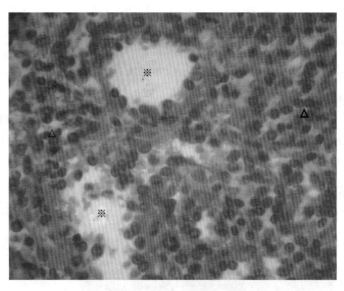

图 10-12　脾红髓光镜图
△脾索；※ 脾血窦

（1）脾索（splenic cord）：由含有大量血细胞的索条状淋巴组织构成，相互连接成网状。脾索之间为血窦。

（2）脾血窦（splenic sinus）：为分布于脾索之间的血窦，大小不等，形态不规则，宽20～50 μm，相互连接成网，窦壁由与血窦长轴平行排列的长杆状内皮细胞组成，内皮细胞间的间隙较宽，基膜不完整，外有网状纤维围绕，故血窦呈多孔隙的栅栏状结构，有利于血细胞的自由穿越（图 10-12、图 10-13）。在血窦的横切面上，可见杆状内皮细胞沿血窦壁呈点状排列，有核部分则较大，凸入窦腔内。血窦外侧有较多的巨噬细胞，其突起可通过内皮间隙伸向窦腔。

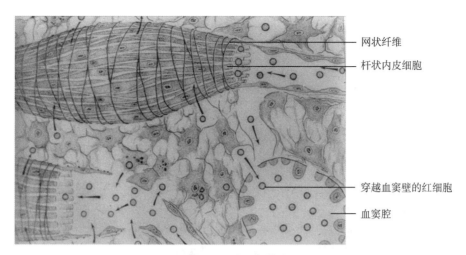

网状纤维
杆状内皮细胞
穿越血窦壁的红细胞
血窦腔

图 10-13　脾血窦模式图

（二）脾的功能

1. 滤过血液　脾的边缘区和脾索内含有大量巨噬细胞，能清除血液内衰老的红细胞和血小板，故脾是滤过血液的重要器官。当脾功能亢进时，红细胞被破坏过多，可导致贫血。脾切除后，则常导致血内衰老异形的血细胞增多。

2. 免疫应答　脾内有大量的淋巴细胞，它们能对侵入血液的抗原进行免疫应答。当发生体液免疫反应时，脾白髓内淋巴小结增大增多，脾索内浆细胞也相应增多。脾是体内产生抗体最多的器官。当引起细胞免疫应答时，白髓动脉周围淋巴鞘增厚，有丝分裂象增多，从脾输出的细胞毒性 T 淋巴细胞增多。

3. 造血　胚胎早期的脾有制造各种血细胞的功能。成年后，脾内仍含有少量的造血干细胞，当机体严重缺血、贫血或某些病理状态下，脾可以恢复一定的造血功能，产生红细胞、粒细胞与血小板。

4. 储血　正常人脾的储血能力不大，仅储约 40 mL 血液，主要储于血窦内。脾大时，其储血量也增多。当剧烈运动或大失血，机体需要血液时，脾的被膜与小梁内平滑肌收缩，可将储存在血窦内的血液排入血液循环。

四、扁桃体

扁桃体（tonsil）包括腭扁桃体、舌扁桃体和咽扁桃体等，位于消化道和呼吸道的交会处。这些部位黏膜内均含有大量淋巴组织，是机体最易接触外界抗原发生局部免疫应答的部位。腭扁桃体最大，呈卵圆形，表面覆有复层扁平上皮。上皮向固有层内陷入，形成 10～12 个分支的隐窝，隐窝周围固有层中有许多弥散的淋巴组织及淋巴小结。隐窝深部的复层扁平上皮内含有大量淋巴细胞，称上皮浸润部，是一种上皮淋巴组织。小儿的腭扁桃体较发达，固有层内含有大量弥散淋巴组织及淋巴小结，其数量及发育程度与抗原刺激密切相关。扁桃体淋巴组织中 B 淋巴细胞占 60%，T 淋巴细胞占 38%，还有少量其他免疫细胞。弥散淋巴组织中以 T 淋巴细胞为主，也有散在的 B 淋巴细胞和浆细胞，以及一些毛细血管后微静脉。腭扁桃体的淋巴小结主要产生分泌 IgG 和 IgA 抗体的浆细胞前身和记忆性 B 淋巴细胞。腭扁桃体的淋巴组织与深部组织间有薄层结缔组织被膜相隔（图 10-14）。

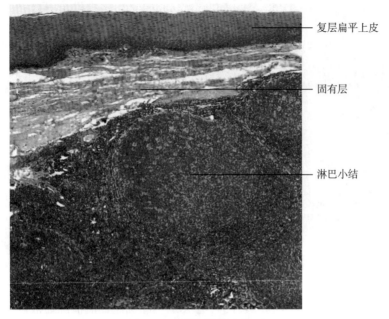

　　　　　　　　　　　　　　　　　　　　　　　　　　　　——复层扁平上皮

　　　　　　　　　　　　　　　　　　　　　　　　　　　　——固有层

　　　　　　　　　　　　　　　　　　　　　　　　　　　　——淋巴小结

图 10-14　腭扁桃体光镜图

　　扁桃体属机体第一道防线，是一个易于接受抗原刺激的周围免疫器官，可引起局部或全身的免疫应答，对机体有重要的防御、保护作用。同时，扁桃体也容易遭受病菌侵袭，常常引起炎症，并可导致其他器官、组织的疾病，如风湿病、肾炎等。

数字课程学习

⬇教学 PPT　　🌐习题

皮肤（skin）是人体面积最大的器官，皮肤内有丰富的感觉神经末梢和血管网，有表皮衍生的毛发、汗腺、皮脂腺等皮肤附属器。皮肤直接与外环境接触，是人体的重要屏障，具有保护深部组织和维持内环境稳定的作用，可阻挡异物和病原体侵入，限制水分和离子丢失；皮肤能感受痛、冷、热等外界刺激，还能排泄部分代谢产物、吸收某些药物，并能调节体温。

皮肤由表皮（epidermis）和真皮（dermis）两部分构成（图 11-1）。表皮是角化的复层扁平上皮，一般厚度为 0.07～0.12 mm，手掌和足底的表皮最厚；真皮是致密结缔组织，厚度为 1～2 mm，借皮下疏松结缔组织与深部组织相连。

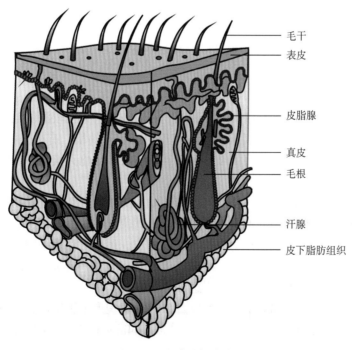

毛干
表皮
皮脂腺
真皮
毛根
汗腺
皮下脂肪组织

图 11-1　皮肤结构模式图

第一节 皮肤的结构

一、表皮

（一）表皮的分层和角化

手掌、足底处的厚表皮结构典型，由基底到表面依次可分5层（图11-2）。

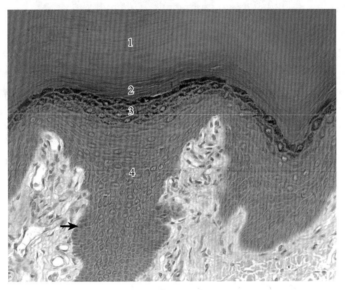

图 11-2 表皮光镜图
1角质层；2透明层；3颗粒层；4棘层；➔基底层

1. 基底层（stratum basale） 附着于基膜的一层立方或低柱状细胞，排列紧密，与结缔组织连接面凹凸不平，细胞质嗜碱性，核圆、相对较大，染色较深。电镜下细胞之间有桥粒连接，细胞与基膜之间有半桥粒连接。基底层细胞较幼稚，有很强的分裂增生能力，对皮肤创伤愈合修复很重要。新生的细胞不断移向浅层，分化为其他各层细胞，故基底层又称生发层。

2. 棘层（stratum spinosum） 由4~10层较大的多边形细胞组成，细胞核大而圆，细胞质丰富，嗜碱性，细胞向四周伸出许多细短的棘状突起，故称棘细胞，相邻细胞的棘突相互连接形成细胞间桥。电镜下见棘突相连处有桥粒，还可见到棘细胞细胞质内有多个卵圆形有膜包被的小颗粒，称膜被颗粒，颗粒内有明暗相间的平行板层，故称板层颗粒，内含有糖脂和固醇。膜被颗粒分布于细胞周边。

3. 颗粒层（stratum granulosum） 由3~5层较扁的梭形细胞组成，细胞核和细胞器逐渐退化。细胞质内含有许多透明角质颗粒（keratohyalin granule），颗粒大小不等，形态不规则，强嗜碱性，为富含组氨酸的蛋白质。电镜下显示透明角质颗粒没有膜包裹，角蛋白丝穿入其中，形成角蛋白的前体。

4. 透明层（stratum lucidum）　由 2~3 层扁平梭形的细胞组成，细胞核和细胞器已退化消失，细胞呈均质透明，嗜酸性，内含大量透明角质（图 11-2）。透明层在无毛生长的厚表皮非常明显，但身体大部分是薄表皮，一般缺少透明层，颗粒层也较薄。

5. 角质层（stratum corneum）　由几层至几十层扁平的角质细胞组成。细胞内的细胞核与细胞器均已消失，细胞质内充满角蛋白，光镜下呈嗜酸性染色，均质状。电镜下细胞质内有密集的角蛋白丝包埋于均质的透明角质颗粒中，颗粒相互融合，成角蛋白。细胞膜明显增厚，细胞间充满脂质。桥粒渐消失，细胞连接松散，并逐渐脱落形成皮（头）屑。

表皮的角化过程由深层向浅层逐渐进行，主要表现为细胞形态由立方形或多边形逐渐演变为扁平梭形，角蛋白丝增多，透明角质颗粒的出现和融合。随着细胞上移，角蛋白丝与透明角质颗粒融合为角蛋白。一般而言，由基底层细胞分裂增生到演变为角质层细胞，周期为 3~4 周。

（二）表皮的细胞类型

表皮由两类细胞组成：一类是角质形成细胞，占表皮细胞的 90% 以上，构成表皮的主体成分；另一类是非角质形成细胞。

1. 角质形成细胞　表皮 5 层中绝大多数细胞是角质形成细胞。

2. 非角质形成细胞　数量少，散在分布在角质形成细胞之间，与表皮的角化无直接关系，主要包括黑素细胞（melanocyte）、朗格汉斯细胞（Langerhans cell）和梅克尔细胞（Merkel cell）。

（1）黑素细胞：是形成黑色素的细胞，细胞体散在分布于基底层细胞之间（图 11-3），HE 染色光镜下不易辨认。电镜下观察，黑素细胞细胞体圆形，有多个细长、有分支的突起伸入角质形成细胞之间，细胞内除有粗面内质网和高尔基复合体外，还有许多长圆形的黑

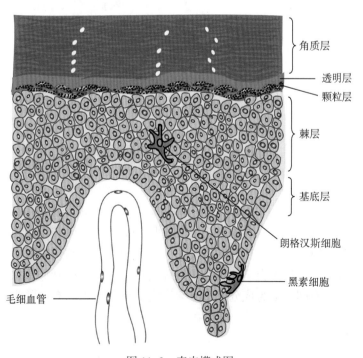

图 11-3　表皮模式图

93

素体，黑素体由高尔基复合体产生，有膜包被，内含酪氨酸酶等酶类，可将酪氨酸转化为黑色素，当黑素体内充满黑色素后，称为黑素颗粒。黑色素能吸收紫外线，保护皮肤及深部组织免受损伤。身体的不同部位，黑素细胞数量不等，面部、颈部比四肢多。不同种族的人黑素细胞数量基本相等，但合成黑色素的能力有强弱，以致黑素颗粒的数量和大小不同，形成肤色差异。紫外线可促进酪氨酸酶活性增强，使黑色素释放合成增加。黑素细胞若不能合成黑色素，皮肤就因缺乏色素而形成白化病。

（2）朗格汉斯细胞：有树枝状分支的突起，散布于棘细胞间。朗格汉斯细胞能捕获和处理侵入皮肤的抗原，参与免疫应答。

（3）梅克尔细胞：是具有短指状突起的细胞，散布于有毛皮肤表皮的基底层细胞之间，数量很少，HE标本上不易辨认。目前认为梅克尔细胞是感觉细胞，能感受触觉刺激。

二、真皮

真皮（dermis）位于表皮与皮下组织之间，主要由致密结缔组织构成。真皮的厚度因身体部位不同而异，通常为1~2 mm。真皮可分为乳头层和网织层，两层之间无明显分界（图11-4）。

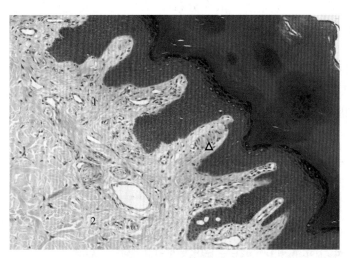

图 11-4　真皮光镜图
1乳头层；2网织层；△触觉小体

（一）乳头层

乳头层（papillary layer）是表皮下方一薄层疏松结缔组织，形成许多嵴状或乳头状凸起，凸向表皮，称为真皮乳头。真皮乳头使表皮与真皮的连接面扩大，利于牢固连接并便于营养表皮，同时也使表皮形成相应的皮纹，人类手指第一节掌侧皮肤则形成指纹，其形状因人而异且终身不变，在人类学和法医学的理论和实践研究中有重要意义。乳头层内胶原纤维和弹性纤维少而细，细胞成分较多，含丰富的毛细血管。有些乳头内有触觉小体和游离神经末梢。

（二）网织层

网织层（reticular layer）位于乳头层深部，由致密结缔组织构成，是真皮的主要组成部分。粗大的胶原纤维束交织成网，弹性纤维夹杂其中，细胞少，赋予皮肤很强的韧性和一定的弹性，能承受各个方向来的作用力。网织层内还有较大的血管、淋巴管、汗腺、皮脂腺、毛囊、神经纤维及环层小体等。

三、皮下组织

皮下组织（hypodermis）位于真皮深面，即解剖学所称的浅筋膜，与真皮无明显分界，一般由疏松结缔组织和脂肪组织构成。皮下组织不属皮肤的组成部分，它将皮肤与深部组织相连，并使皮肤具有一定的活动性。腹部、臀部的皮下组织中脂肪细胞多，组成脂肪组织（见图 11-1）。

第二节 皮肤的附属器

一、毛发

人体皮肤除手掌、足底等处，均有毛发。身体各部毛发的长短、粗细、寿命各不相同，并随性别、年龄不同而变化。每根毛发可分为毛干和毛根（图 11-5）。毛干露出皮肤以外，由角化的细胞紧密排列而成。毛根是埋于皮肤内的部分，毛根周围有上皮及结缔组织包围，称为毛囊。毛根与毛囊末端合为一体，膨大成球形，称毛球，是毛和毛囊的生长点。毛球基部有一深凹，疏松结缔组织伸入其中，含有血管和神经，此凹称为毛乳头，对毛的生长起诱导作用并供给营养（图 11-6）。毛发颜色取决于毛干内角质细胞中的黑色素含量，黑素颗粒很少时毛发呈灰色或棕黄色；完全缺乏时毛干中充有空气，毛发呈白色。

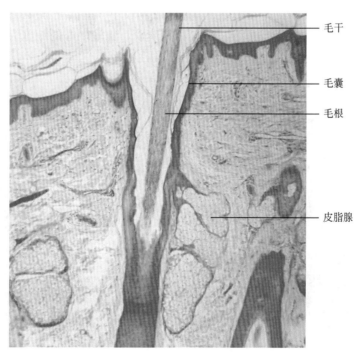

图 11-5 头皮光镜图

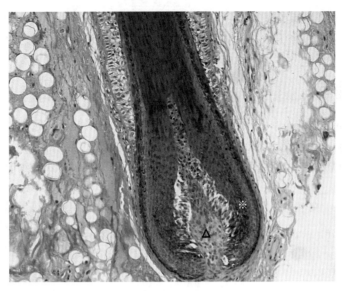

图 11-6　毛根光镜图

※ 毛球；△毛乳头

　　毛根与皮肤表面成钝角，一侧有皮脂腺，其下方有一束平滑肌，称为立毛肌。立毛肌两端分别连接于毛囊中部和真皮乳头层。立毛肌受交感神经支配，寒冷或惊恐刺激使立毛肌收缩，毛发竖立，皮肤呈现"鸡皮疙瘩"，同时有助于皮脂的排出。

二、皮脂腺

　　皮脂腺（sebaceous gland）是外分泌汗腺，大多位于立毛肌与毛囊之间（图 11-7A），有短的导管开口于毛囊。分泌部呈泡状，其基部细胞较小，呈低立方形，能不断分裂。新生细胞长大并移向腺泡中央，细胞质中逐渐积累脂滴。腺泡中心的细胞为多边形泡沫状，

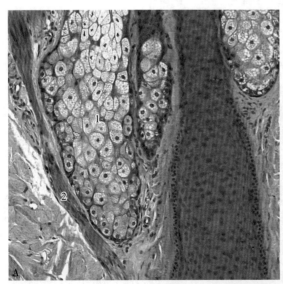
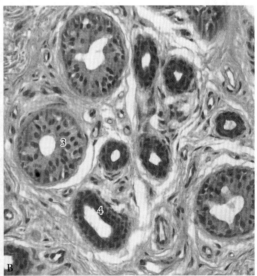

图 11-7　皮脂腺（A）和汗腺（B）光镜图

1 皮脂腺；2 立毛肌；3 汗腺分泌部；4 汗腺导管

细胞器消失，核固缩，细胞在近导管处崩解。解体的细胞和脂滴以全浆分泌的方式排出，涂布于皮肤表面。这种分泌物称皮脂，内含多种脂肪酸，可滋润皮肤、毛发并能抑制细菌。皮脂腺的分泌受性激素控制，青春期分泌旺盛，皮脂分泌过多时，腺管若被阻塞易形成粉刺。年老时皮脂分泌量少，皮肤与毛发干燥，失去光泽，易开裂。

三、汗腺

汗腺（sweat gland）是单曲管状腺，开口于表皮（见图 11-1）。人体约有 300 万个汗腺，遍布全身，以手掌和足底最多，背部较少。汗腺有两种，一种为局泌汗腺，是人体中主要的汗腺；另一种为顶泌汗腺，数量少，主要分布于腋窝、阴部、肛门周围和乳晕处。

1. 局泌汗腺 即通常所称的汗腺，又称小汗腺，遍布于皮肤之中，由分泌部和导管部组成。分泌部是一较粗而盘曲的管子，位于真皮深层和皮下组织。管壁由单层锥体形细胞围成，核圆或卵圆形，靠近细胞基部。分泌细胞与基膜之间有肌上皮细胞包围，收缩时有助于汗液排出。汗腺导管细长，穿越表皮时呈螺旋形，开口于表皮外。管壁由两层小的立方形细胞围成，染色较深，无肌上皮细胞（图 11-7B）。局泌汗腺分泌物 98%～99% 是水分，其他有磷、钠、锌和尿酸等。汗液分泌对调节体温、湿润皮肤、排泄含氮废物等有重要作用，还能辅助一些药物排泄。

2. 顶泌汗腺 又称大汗腺，直接开口于毛囊上段。分泌部盘曲成一大团，管腔粗大，可有分支。分泌物较浓稠，含蛋白质、糖类和脂类等成分，被细菌分解时产生特殊气味，称腋臭。顶泌汗腺受性激素刺激，青春期发达，分泌活跃，老年时退化。

数字课程学习

📥教学PPT 🌐习题

第十二章
眼　与　耳

眼是视觉器官，耳为听觉和位觉器官。

第一节　眼

眼由接受光刺激的眼球及起辅助作用的眼睑、眼外肌和泪器等附属器组成。眼球近似圆球体，其外壳称眼球壁，眼球壁从外至内可分为纤维膜、血管膜和视网膜三层。眼球内容物有房水、晶状体和玻璃体，均无色透明，与角膜一起组成眼的屈光系统（图12-1、图12-2）。

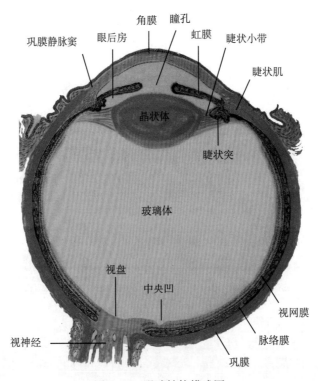

图 12-1　眼球结构模式图

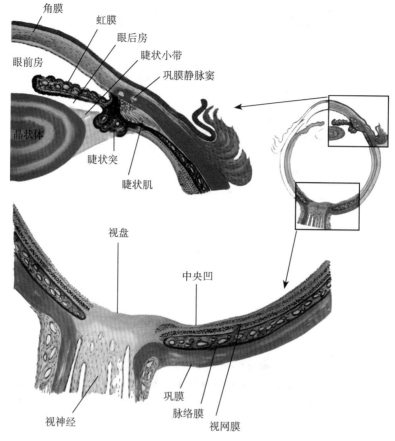

角膜
虹膜
眼后房
睫状小带
巩膜静脉窦
眼前房
晶状体
睫状突
睫状肌

视盘
中央凹
巩膜
脉络膜
视神经
视网膜

图 12-2 眼球前部和后部模式图

一、眼球壁

（一）纤维膜

纤维膜的前 1/6 为角膜，后 5/6 为巩膜，两膜交界处为角膜缘。

1. 角膜（cornea） 呈透明的圆盘状，无血管，富有神经末梢，边缘与巩膜相连。角膜层次分明，从前至后共分 5 层（图 12-3）。

（1）角膜上皮（corneal epithelium）：又称前上皮，为未角化的复层扁平上皮，细胞排列整齐，有 5 ~ 6 层。上皮基部平坦，无结缔组织乳头。上皮细胞无色素，再生能力强。上皮内有丰富的游离神经末梢，因此感觉十分敏锐。

（2）前界层（anterior limiting lamina）：为无细胞的均质膜，厚 10 ~ 16 μm，含胶原原纤维和基质。

（3）角膜基质（corneal stroma）：又称固有层，约占整个角膜厚度的 9/10，由大量与表面平行的胶原板层组成。每一板层含大量平行排列的胶原原纤维，胶原原纤维之间充填糖胺多糖等成分，起黏合作用。相邻板层的胶原原纤维排列呈互相垂直的关系，板层之间的狭窄间隙中有扁平并具有细长分支突起的成纤维细胞。角膜基质不含血管，其营养由房水和角膜缘的血管供应。

（4）后界层（posterior limiting lamina）：亦为一透明的均质膜，较前界层薄，也由胶原

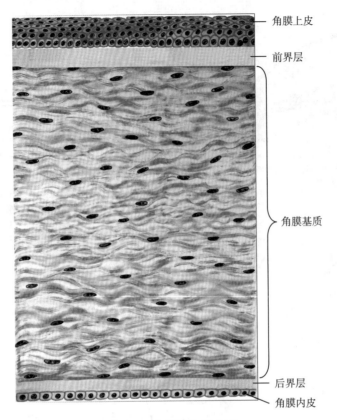

图 12-3　角膜结构模式图

原纤维和基质组成。后界层由角膜内皮分泌形成，随年龄增长而增厚。

（5）角膜内皮（corneal endothelium）：又称后上皮，为单层扁平上皮，细胞能合成和分泌蛋白质，参与后界层的形成和更新，且具有活跃的物质转运功能。

角膜的组织生理特点：①角膜无血管，主要靠房水提供营养，故角膜代谢缓慢，炎症和损伤后的修复愈合较慢，但角膜移植成功率较高。②角膜不含色素，角膜基质内含有折光指数相同的平行排列的纤维，是角膜透明的原因之一，角膜透明度仅次于房水。③基质内含有适量的水分和丰富的糖胺多糖，角膜发生病变或损伤时，基质内含水量增多，纤维排列不规则以致角膜混浊、肿胀。④角膜易受外力和病菌伤害，若仅累及上皮，可完全恢复；若累及角膜基质，则形成不透明的瘢痕。

2. 巩膜（sclera）　呈瓷白色，质地坚硬，由大量粗大的胶原纤维交织而成，内含少量血管、神经、成纤维细胞及色素细胞（见图 12-1、图 12-2）。

巩膜与角膜交界处称角膜缘，为临床眼球前部手术的入路之处。角膜缘内侧部的巩膜静脉窦和小梁网是房水循环的重要结构。巩膜静脉窦是一环形管道，腔内充满房水；小梁网覆盖在巩膜静脉窦的内侧，表面覆以内皮细胞，小梁之间为小梁间隙。巩膜具有维持眼球的形状和保护眼内容物的作用。

（二）血管膜

血管膜为富有血管和色素细胞的结缔组织，自前向后分为虹膜、睫状体和脉络膜。

1. 虹膜（iris）　位于角膜后方，为一环板状薄膜，中央为瞳孔（pupil）。虹膜与角膜之间的腔隙称前房，虹膜与玻璃体之间的腔隙称后房，前房和后房通过瞳孔相沟通。虹膜的根部与睫状体相连，与角膜缘所夹之角称前房角（见图 12-1、图 12-2）。

虹膜的组织结构自前（外）向后（内）分为 3 层（图 12-4）：①前缘层，为一层不连续的成纤维细胞和色素细胞。②虹膜基质，是富含血管和色素细胞的疏松结缔组织，虹膜的颜色取决于色素颗粒的数量及细胞内色素的形状和分布。③上皮层，由两层细胞组成。前层分化为平滑肌细胞，其中近瞳孔缘的肌纤维呈环形排列，称瞳孔括约肌，受副交感神经支配，收缩时使瞳孔缩小；在瞳孔括约肌外侧呈放射状排列的肌纤维为瞳孔开大肌，受交感神经支配，收缩时使瞳孔开大。后层由色素上皮细胞构成。

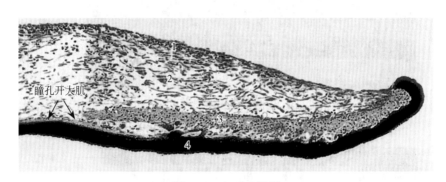

图 12-4 虹膜光镜图
1 前缘层；2 虹膜基质；3 瞳孔括约肌；4 色素上皮

2. 睫状体（ciliary body） 位于虹膜与脉络膜之间，呈环带状，矢状切面呈三角形。前部有许多突起，称为睫状突，后部平坦（图 12-2）。睫状体自外向内分为 3 层：①睫状肌层，为平滑肌，分布于睫状体的外 2/3，排列成纵行、放射状和环行。②基质，是富含血管和色素细胞的疏松结缔组织。③睫状上皮层，由两层上皮细胞组成，外层为立方形的色素细胞；内层为立方形或柱状的非色素细胞，能分泌房水。

睫状突与晶状体之间通过睫状小带相连（图 12-2）。睫状肌收缩可使睫状体前移，睫状小带松弛，晶状体凸度增大，利于观察近物。当睫状肌松弛时，睫状体后移，睫状小带拉紧，晶状体凸度减小，有利于观察远物。

3. 脉络膜（choroid） 为血管膜的后 2/3 部分，填充在巩膜与视网膜之间，是含血管和色素细胞的疏松结缔组织（图 12-5）。

（三）视网膜

视网膜（retina）为眼球壁的最内层，衬于脉络膜内面的部分具有感光作用，称视网膜视部；衬于虹膜和睫状体内面的部分无感光作用，称视网膜盲部。视部和盲部交界处呈锯齿状，称锯齿缘。视网膜视部主要由 4 层细胞组成，从外向内为色素上皮细胞层、视细胞层、双极细胞层和节细胞层（图 12-5、图 12-6）。

1. 色素上皮（pigment epithelium） 是视网膜的最外层，为单层立方上皮，细胞之间有紧密连接，具有屏障作用，可阻止脉络膜内血管中大分子及有害物质进入视网膜。细胞基底面质膜有发达的质膜内褶；细胞顶部与视细胞相接触，并有大量细胞质突起伸入视细胞之间，但两者之间并无牢固的连接结构。所以，视网膜脱离常发生在这两者之间。色素

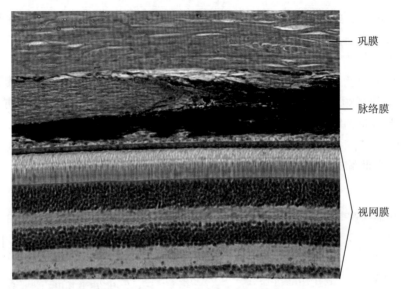

图 12-5　巩膜、脉络膜和视网膜光镜图

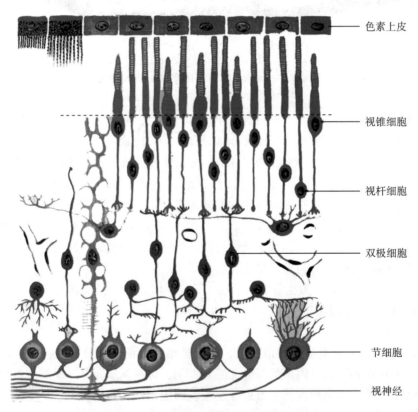

图 12-6　视网膜四层细胞联系模式图

上皮细胞的主要特点是细胞质内含有大量粗大的圆形或卵圆形黑素颗粒，可防止强光对视细胞的损伤。其次，细胞质内含有吞噬体，吞噬体内常见被吞入的视细胞膜盘。色素上皮细胞还能储存维生素 A，参与视紫红质的形成。

2. 视细胞　是视网膜的感光细胞，按细胞形态和功能分为视杆细胞和视锥细胞。

（1）视杆细胞（rod cell）：视杆细胞的细胞体
呈圆形，细胞核较小，染色较深。视杆细胞的树突
细长呈杆状，伸向色素上皮，称视杆（图 12-7）。
视杆分内节与外节两段，内节是合成蛋白质的部
位，含丰富的线粒体、粗面内质网和高尔基复合
体；外节为感光部位，含有许多平行排列的膜盘，
是由外节部一侧的细胞膜内陷折叠形成。外节顶部
衰老的膜盘不断脱落，并被色素上皮细胞吞噬。膜
盘上镶嵌的感光物质称视紫红质，感受弱光。维生
素 A 是合成视紫红质的原料。因此，当人体维生
素 A 不足时，视紫红质缺乏，导致弱光视力减退，
即为夜盲。视杆细胞轴突末端膨大，与双极细胞
的树突形成突触。

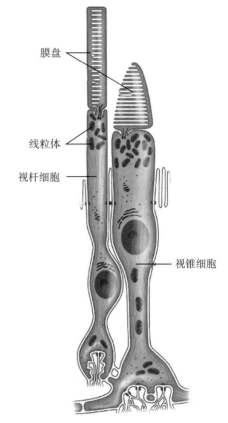

膜盘
线粒体
视杆细胞
视锥细胞

（2）视锥细胞（cone cell）：视锥细胞的树突呈
短圆锥状，称视锥（图 12-7）。细胞形态与视杆细
胞近似。但细胞核较大，染色较浅。视锥也分内节
和外节。外节的膜盘上嵌有能感受强光和色觉的视
色素，由内节不断合成和补充。人和绝大多数哺乳
动物有三种视锥细胞，其膜盘上分别有感受红、蓝
和绿光的视色素。如果遗传基因异常，缺乏某种视
锥细胞或视锥细胞缺乏合成某种视色素的能力，就
使相应的视色素缺乏，导致色盲。视锥细胞轴突也
与双极细胞的树突形成突触。

图 12-7　视杆细胞和视锥细胞结构模式图

人的一只眼球内约有 12 000 万个视杆细胞和 700 万个视锥细胞。在黄斑中央凹处只
有视锥细胞，无视杆细胞，在中央凹的边缘才开始有视杆细胞，再向外，视杆细胞逐渐增
多，视锥细胞则逐渐减少。

3. 双极细胞（bipolar cell）　是连接视细胞和节细胞的纵向联络神经元，外侧的树突与
视细胞内侧轴突形成突触；内侧的轴突与节细胞的树突形成突触。

4. 节细胞（ganglion cell）　是具有长轴突的多极神经元。细胞体较大，其树突与双极
细胞形成突触，轴突较长，沿眼球内表面向视盘集中，组成视神经。

视网膜内的胶质细胞主要是放射状胶质细胞，又称米勒细胞（Müller's cell）。细胞长
而不规则，突起为叶片状，分布于神经元之间。放射状胶质细胞具有营养、支持、绝缘和
保护作用。此外，视网膜内还有一些星形胶质细胞、少突胶质细胞和小胶质细胞等。

视网膜上有两个特殊的区域，即黄斑和视盘（图 12-8）。

视网膜后极部正对视轴处有一浅黄色区域，称黄斑，其中央有一小凹称中央凹（图
12-2）。中央凹处视网膜最薄，此处除色素上皮外，只有视锥细胞，且与双级细胞和节细
胞形成一对一的通路，此处的双极细胞和节细胞均斜向外周排列，光线直接落在中央凹的
视锥细胞上，是视觉最敏感的区域。视神经穿出眼球的部分，称视盘（或视神经乳头）。

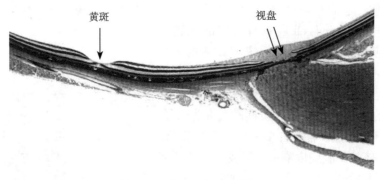

黄斑   视盘

图 12-8　黄斑和视盘光镜图

此处缺乏视细胞，故又称盲点。视盘位于黄斑的鼻侧，直径约 1.5 mm，视网膜的中央动脉和静脉由此进出眼球。

二、眼球内容物

眼球内容物是眼球内部的屈光装置，由前向后有房水、晶状体和玻璃体（图 12-1、图 12-2）。

（一）房水

房水（aqueous humor）充盈于眼的前房和后房内，由睫状体的非色素上皮细胞分泌和血管渗透而成。房水从后房经瞳孔至前房，继而沿前房角经小梁网间隙输入巩膜静脉窦，最终从静脉导出。房水的产生和排出保持动态平衡，使眼压维持正常，并有营养晶状体和角膜等作用。若房水回流受阻，眼球内压增高，则导致青光眼。

（二）晶状体

晶状体（lens）是一个具有弹性的双凸透明体，借睫状小带悬于睫状体上。晶状体内无血管和神经，营养由房水供给。老年人晶状体的弹性减弱，透明度往往降低，甚至混浊，称老年性白内障。

（三）玻璃体

玻璃体（vitreous body）位于晶状体和视网膜之间，为无色透明的胶状物，有折光和支撑视网膜的作用，若发生浑浊可影响视力。玻璃体流失后不能再生，由房水填充。

眼球的视觉传导通路：光线→角膜→前房房水→瞳孔→后房房水→晶状体→玻璃体→视网膜的感光细胞→双极细胞→节细胞→视神经→视觉中枢。

三、眼的附属器

（一）眼睑

眼睑（eyelid）覆盖于眼球前方，有保护作用。眼睑由前向后分为 5 层（图 12-9）。

1. 皮肤　薄而柔软。睑缘有 2～3 列睫毛，睫毛根部的皮脂腺称睑缘腺，又称 Zeis 腺。睑缘处还有一种腺腔较大的汗腺称睫腺，又称 Moll 腺，开口于睫毛毛囊或睑缘。腺体发炎时形成睑腺炎。

2. 皮下组织　为薄层疏松结缔组织，脂肪少，内含较丰富的血管，易水肿或淤血。

3. 肌层　为骨骼肌，包括眼轮匝肌和提上睑肌。眼轮匝肌受面神经支配，使眼睑闭

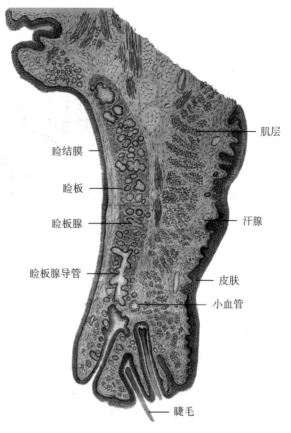

图 12-9　眼睑结构模式图

合；提上睑肌受动眼神经支配。

4. 睑板　由致密结缔组织构成，质如软骨，是眼睑的支架。睑板内有许多平行排列的分支管泡状皮脂腺，称睑板腺，导管开口于睑缘，分泌物有润滑睑缘和保护角膜的作用。

5. 睑结膜　为薄层黏膜。黏膜上皮为复层柱状上皮，有杯状细胞，上皮下固有层为薄层结缔组织。睑结膜反折覆盖于巩膜表面称球结膜。

（二）泪腺

泪腺（lacrimal gland）为浆液性腺，腺上皮为单层立方或柱状上皮，腺上皮外有肌上皮细胞。泪腺分泌的泪液有润滑和清洁角膜的作用。

第二节　耳

耳由外耳、中耳和内耳三部分组成。外耳和中耳传导声波，内耳感受位觉和听觉。

一、外耳

外耳包括耳郭、外耳道和鼓膜（图 12-10）。耳郭由弹性软骨和薄层皮肤组成。外耳道的外侧段为软骨部，内侧段为骨部，表面覆以薄层皮肤。软骨部的皮肤内有大汗腺，称

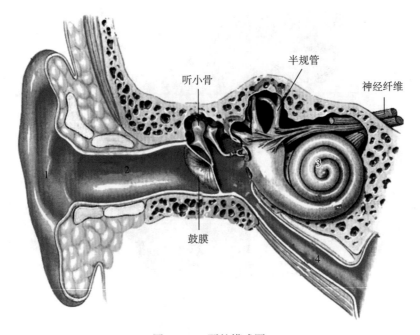

图 12-10 耳的模式图
1 耳郭；2 外耳道；3 耳蜗；4 咽鼓管

耵聍腺，腺体的分泌物称耵聍。皮下组织很少，深部与软骨和骨紧密相贴。鼓膜为半透明的薄膜，分隔外耳道与中耳鼓室。鼓膜分三层，鼓膜外层为复层扁平上皮，与外耳道表皮延续；中层主要由胶原纤维束组成；内层为单层扁平上皮和薄层疏松结缔组织构成，与鼓室黏膜上皮延续。

二、中耳

中耳包括鼓室与咽鼓管（图 12-10）。鼓室腔面和听小骨表面均覆盖有薄层黏膜，咽鼓管近鼓室段的黏膜上皮为单层柱状上皮；近鼻咽段的上皮为假复层纤毛柱状上皮，纤毛向咽部摆动。固有层结缔组织内含混合腺。

三、内耳

内耳位于颞骨岩部内，由套叠的两组管道组成，因其走向弯曲，结构复杂，故称迷路（图 12-10、图 12-11）。外部的为骨迷路，嵌套在骨迷路内的为膜迷路。膜迷路腔内充满的液体称内淋巴，膜迷路与骨迷路之间的腔隙内充满外淋巴。内、外淋巴互不交通，有营养内耳和传递声波的作用。

（一）骨迷路

骨迷路从后至前分为骨半规管、前庭和耳蜗三个部分（图 12-11）。骨半规管由 3 个互相垂直的管道组成，位于前庭的后外侧。每个半规管弯曲呈 2/3 的环状，其一端膨大称壶腹。耳蜗位于前庭的前内侧，外形如蜗牛壳，人的骨蜗管围绕中央圆锥形的蜗轴盘旋2.5 周。骨蜗管被其内的膜蜗管横隔为上、下两部分，上方的称前庭阶，下方的称鼓室阶，两者在蜗顶处经蜗孔相通。前庭位于中部，为一膨大的腔，连接骨半规管和前庭阶。

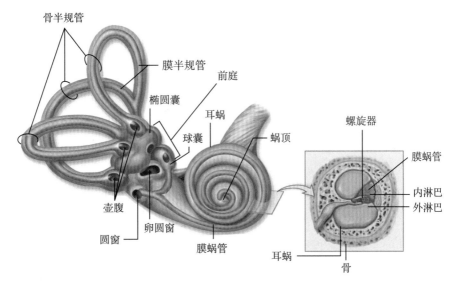

图 12-11 骨迷路和膜迷路模式图

（二）膜迷路

膜迷路为薄层结缔组织构成的膜性囊管，分为膜半规管、椭圆囊和球囊、膜蜗管三部分，分别套嵌于骨半规管、前庭、耳蜗内（图 12-11）。膜半规管、椭圆囊和球囊的管壁黏膜一般由单层扁平上皮及其下方的薄层结缔组织构成，但在壶腹、椭圆囊外侧壁和球囊前壁的黏膜局部增厚呈嵴突状或斑块状，分别称壶腹嵴、椭圆囊斑和球囊斑，均为位觉感受器。人的膜蜗管也围绕蜗轴盘旋 2.5 周，膜蜗管切面呈三角形，其上壁为前庭膜，与前庭阶相隔；外侧壁为螺旋韧带，其表面覆有复层柱状上皮，因上皮内含有血管，又称血管纹，内淋巴由此处分泌而来；下壁由内侧的骨螺旋板和外侧的膜螺旋板构成（图 12-12）。骨螺旋板是蜗轴骨组织向外侧延伸而成；膜螺旋板又称基底膜，内侧与骨螺旋板相连，外侧与螺旋韧带相连。膜蜗管下壁的上皮增厚形成螺旋器，为听觉感受器。

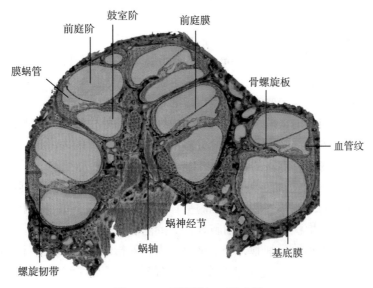

图 12-12 耳蜗纵切面模式图

107

1. 壶腹嵴（crista ampullaris）　局部黏膜增厚呈嵴状突入壶腹内，表面覆以高柱状上皮，内含支持细胞和毛细胞（图 12-13）。支持细胞呈高柱状，细胞分泌物形成胶质状的壶腹帽。支持细胞对毛细胞具有支持和营养作用。毛细胞（hair cell）呈烧瓶状，位于壶腹嵴顶部的支持细胞之间，细胞游离面有数十根静纤毛和一根较长的动纤毛，都伸入壶腹帽内。毛细胞基部与前庭神经末梢形成突触。壶腹嵴能感受头部旋转运动开始和终止时的刺激。由于 3 个半规管互相垂直排列，当头部作任何方向旋转，在其开始和终止时，均能导致半规管内淋巴位移，使壶腹帽倾倒，从而刺激毛细胞，兴奋通过前庭神经传入脑。

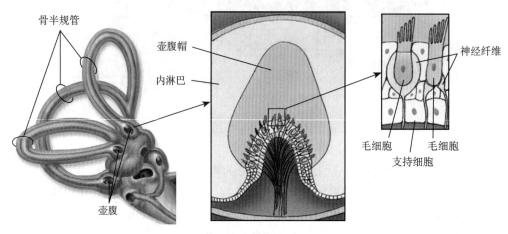

图 12-13　壶腹嵴模式图

2. 椭圆囊斑（macula utriculi）和球囊斑（macula sacculi）　统称为位觉斑，斑的形态较壶腹嵴平坦，表面上皮的结构与壶腹嵴相似，但毛细胞的毛较短，斑顶覆盖的胶质膜称位砂膜，膜表面的位砂为碳酸钙结晶（图 12-14）。斑接受直线运动开始和终止时的刺激，以及头处于静止时的位觉。由于两个斑的位置互成直角，位砂的相对密度大于内淋巴，故无论头处于任何位置，位砂膜都可受地心引力的作用而刺激毛细胞。毛细胞感受的刺激也经前庭神经传入脑。

3. 螺旋器（spiral organ）　又称 Corti 器，位于膜蜗管的基底膜上（图 12-15）。螺旋器由支持细胞和毛细胞组成。

支持细胞的种类较多，主要有柱细胞和指细胞（图 12-16）。

（1）柱细胞：排列为内、外两行，分别为内柱细胞和外柱细胞。细胞的基部较宽，并列于基底膜上；细胞体中部细而长，彼此分离围成一个三角形的内隧道，细胞顶部彼此嵌合。柱细胞的细胞质内含有丰富的张力原纤维，起支持作用。

（2）指细胞：也分内指细胞和外指细胞。内指细胞有 1 列，外指细胞有 3~5 列，分别位于内、外柱细胞的内侧和外侧。指细胞呈杯状，基部也位于基底膜上，顶部凹陷内托一个毛细胞并伸出一个指状突起。指细胞具有支持毛细胞的作用。

毛细胞分内毛细胞和外毛细胞，分别坐落在内、外指细胞的细胞体上。内毛细胞排成 1 列，外毛细胞排成 3~5 列。毛细胞顶部有许多静纤毛，基部有螺旋神经节的树突与之形成突触。

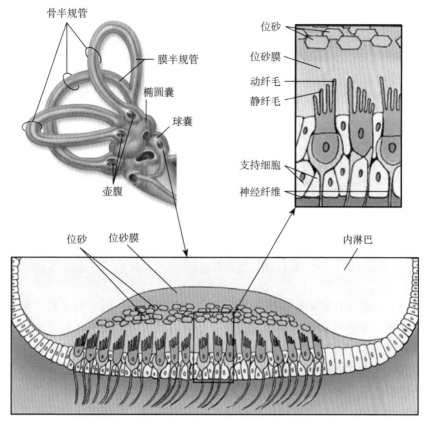

图 12-14 位觉斑模式图

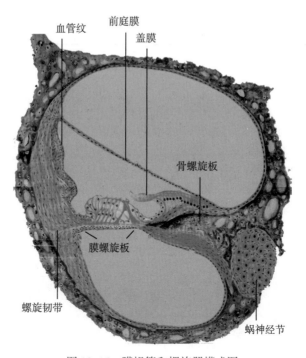

图 12-15 膜蜗管和螺旋器模式图

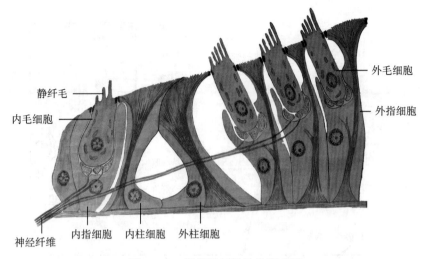

图 11-16　螺旋器超微结构模式图

　　螺旋器的上方覆盖有胶质性盖膜，其一端连于骨螺旋板，另一端游离。盖膜与毛细胞静纤毛保持接触。螺旋器基部的基底膜中含有呈放射状排列的胶原样细丝束称听弦，听弦的长度从蜗底至蜗顶逐渐变长，短的听弦对高音起共振作用，长的听弦对低音起共振作用。因此，近蜗底部基底膜的共振频率高，越至蜗顶部，共振频率越低。

　　螺旋器是听觉感受器，由外耳道传入的声波使鼓膜振动，并经听小骨传至卵圆窗，引起前庭阶外淋巴振动，再经前庭膜使膜蜗管的内淋巴振动，导致基底膜发生共振；前庭阶外淋巴的振动也经蜗孔传到鼓室阶，使基底膜发生共振。基底膜的振动使盖膜与毛细胞的静纤毛接触，毛细胞兴奋，冲动经耳蜗神经传至中枢。

数字课程学习

📥教学 PPT　　🌐习题

第十三章
内分泌系统

内分泌系统由内分泌腺和散在分布于其他器官内的内分泌细胞组成。内分泌腺包括垂体、甲状腺、甲状旁腺、肾上腺和松果体等，散在分布在其他器官内的内分泌细胞包括胰岛细胞、卵泡细胞、黄体细胞、睾丸间质细胞及胃肠内分泌细胞等（图 13-1）。

内分泌腺的结构特点是：腺细胞排列成索状、团状或围成滤泡状，腺内无导管，腺细胞间毛细血管丰富。内分泌细胞的分泌物称激素（hormone）。大多数内分泌细胞分泌的激素通过血液循环作用于远处的特定细胞。少数内分泌细胞分泌的激素可直接作用于邻近的细胞，称旁分泌（paracrine）。每种激素作用的特定器官或特定细胞，称为这种激素的靶器官（target organ）或靶细胞（target cell）。靶细胞具有与相应激素结合的受体，激素与受体结合后产生生理效应。

激素依据其化学性质分为含氮激素和类固醇激素两大类。机体绝大部分内分泌细胞为含氮激素分泌细胞，其超微结构特点与蛋白质分泌细胞相似，即细胞质内含有丰富的粗面内质网和发达的高尔基复合体，以及膜包被的分泌颗粒。类固醇激素分泌细胞仅包括肾上腺皮质和性腺的内分泌细胞，其超微结构特点是，细胞内含有丰富的滑面内质网、较多的管状嵴线粒体和脂滴，无分泌颗粒。类固醇激素具有脂溶性，通过细胞膜直接扩散出细胞（图 13-2）。

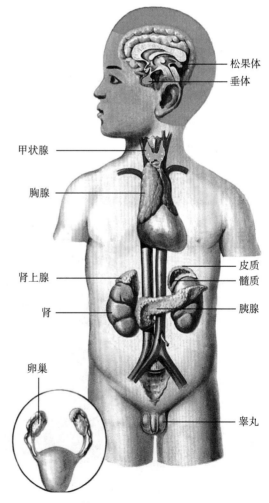

松果体
垂体
甲状腺
胸腺
肾上腺
肾
卵巢
皮质
髓质
胰腺
睾丸

图 13-1　人体主要内分泌腺的解剖定位模式图

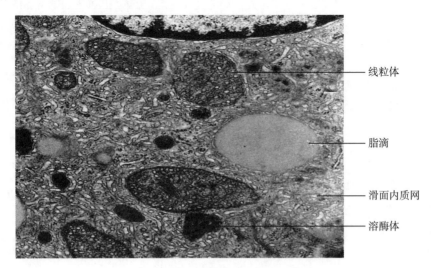

线粒体

脂滴

滑面内质网

溶酶体

图 13-2 类固醇激素分泌细胞电镜图

第一节 甲 状 腺

　　甲状腺（thyroid gland）分左、右两叶，中间以峡部相连，表面有薄层结缔组织被膜（图 13-3）。结缔组织伴随血管和神经伸入腺实质，将实质分隔成许多小叶。腺实质由大量甲状腺滤泡和滤泡旁细胞组成，滤泡间的结缔组织内含有丰富的有孔毛细血管（图13-4、图 13-5）。

一、甲状腺滤泡

　　甲状腺滤泡（thyroid follicle）大小不等，直径 0.02～0.9 mm，呈圆形或不规则形。滤泡由单层立方形的滤泡上皮细胞（follicular epithelial cell）围成，滤泡腔内充满透明的胶质（colloid）。胶质是滤泡上皮细胞的分泌物（即碘化的甲状腺球蛋白）在腔内的贮存，在

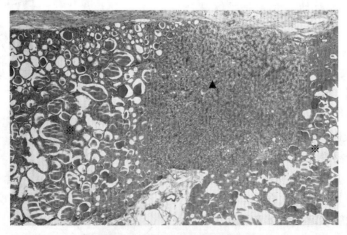

图 13-3 甲状腺和甲状旁腺光镜图

※ 甲状腺；▲甲状旁腺

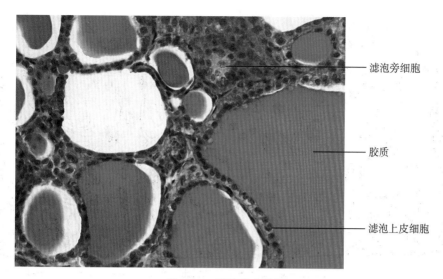

滤泡旁细胞

胶质

滤泡上皮细胞

图 13-4　甲状腺光镜图

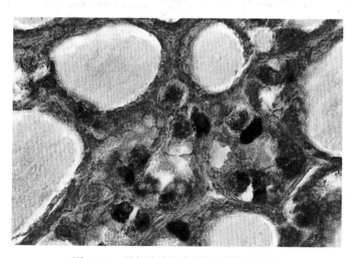

图 13-5　甲状腺滤泡旁细胞（镀银染色）

HE 切片上呈均质状，嗜酸性。胶质边缘常见空泡，是滤泡上皮细胞吞饮胶质所致。

滤泡大小、形态随功能状态不同而有差异。在功能活跃时，滤泡上皮细胞增高呈低柱状，腔内胶质减少；反之，细胞变矮呈扁平状，腔内胶质增多。光镜下，滤泡上皮细胞核圆，居中，细胞质弱嗜碱性。电镜下，滤泡上皮细胞细胞质内有较发达的粗面内质网和较多的线粒体，溶酶体散在于细胞质内，高尔基复合体位于核上区，顶部细胞质内有电子密度中等、体积很小的分泌颗粒，还有从滤泡腔摄入的低电子密度的胶质小泡。滤泡上皮基底面有完整的基膜，结缔组织内富含有孔毛细血管和毛细淋巴管（图 13-6）。

滤泡上皮细胞能合成和分泌甲状腺激素。甲状腺激素的形成包括合成、贮存、碘化、重吸收、分解和释放等过程。滤泡上皮细胞从血中摄取氨基酸，在粗面内质网内合成甲状腺球蛋白的前体，继而在高尔基复合体加糖并浓缩形成分泌颗粒，再以胞吐方式排放到滤泡腔内贮存。滤泡上皮细胞能从血中摄取 I⁻，后者经过氧化物酶的作用而活化，再进入滤泡腔与甲状腺球蛋白结合，形成碘化的甲状腺球蛋白。滤泡上皮细胞在腺垂体分泌的促甲

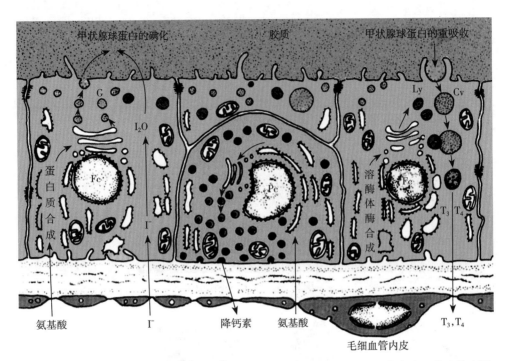

图 13-6　甲状腺滤泡上皮细胞（Fc）和滤泡旁细胞（Pc）超微结构及激素合成和分泌模式图
G 分泌颗粒；Cv 胶质小泡；Ly 溶酶体

状腺激素的作用下，胞吞滤泡腔内的碘化甲状腺球蛋白，成为胶质小泡。胶质小泡与溶酶体融合，小泡内的甲状腺球蛋白被水解酶分解，形成大量四碘甲状腺原氨酸（T_4）和少量三碘甲状腺原氨酸（T_3），即甲状腺素（thyroxine）。T_3 和 T_4 于细胞基底部释放入血。

甲状腺素的主要功能是促进机体的新陈代谢，提高神经兴奋性，促进生长发育。尤其对婴幼儿的骨骼发育和中枢神经系统发育影响显著，小儿甲状腺功能低下，不仅身材矮小，而且脑发育障碍，导致呆小症。

二、滤泡旁细胞

滤泡旁细胞（parafollicular cell）常成群或单个分布于甲状腺滤泡之间，或散在分布于滤泡上皮细胞之间。光镜下，细胞体积较大，在 HE 染色中细胞质着色较浅（图 13-4），于镀银染色切片可见其细胞质内的嗜银颗粒（图 13-5）。滤泡旁细胞分泌降钙素（calcitonin）。降钙素能增强成骨细胞的活性，使骨盐沉积于类骨质，并抑制胃肠道和肾小管对 Ca^{2+} 的直接或间接吸收，降低血钙浓度。

第二节　甲状旁腺

甲状旁腺有上、下两对，呈扁椭圆形，似黄豆大小，位于甲状腺左、右叶的背面。表面包被结缔组织被膜，其内腺细胞排成索团状，有孔毛细血管丰富。腺细胞有主细胞和嗜酸性细胞两种。

一、主细胞

主细胞（chief cell）数量多，细胞呈多边形，核圆、居中，HE 染色中细胞质着色浅。主细胞分泌甲状旁腺激素（parathyroid hormone），主要作用于骨细胞和破骨细胞，使骨盐溶解，并能促进肠及肾小管吸收钙，从而使血钙升高。在甲状旁腺激素和降钙素的共同调节下，维持机体血钙的稳定。

二、嗜酸性细胞

嗜酸性细胞数量较少，细胞单个或成群存在于主细胞之间。细胞体积较大，核较小，染色深，细胞质强嗜酸性。电镜下，其细胞质内可见丰富的线粒体。嗜酸性细胞从青春期开始在甲状旁腺内出现，并且随年龄增长而增多，目前其功能不明。

第三节 肾 上 腺

肾上腺位于左、右肾的上方，左侧呈半月形，右侧呈锥体形，肾上腺表面覆以结缔组织被膜，少量结缔组织伴随血管和神经伸入腺实质内。肾上腺实质分周边的皮质和中央的髓质（图 13-7、图 13-8）。

一、皮质

皮质约占肾上腺体积的 80%。根据皮质细胞的形态和排列特征，可将皮质由外向内分为三个带，即球状带、束状带和网状带，三个带之间无明显界线（图 13-9）。

（一）球状带

球状带（zona glomerulosa）位于被膜下方，较薄。细胞聚集成球团状，细胞团之间有血窦和少量结缔组织。细胞较小，呈锥形，核小、染色深，细胞质较少，内含少量脂滴。球状带细胞分泌盐皮质激素（mineralocorticoid），主要是醛固酮（aldosterone），能促进肾远曲小管和集合管重吸收 Na^+ 及排出 K^+，同时也刺激胃黏膜吸收 Na^+，使血 Na^+ 浓度升高，血 K^+ 浓度降低，维持血容量于正常水平。

（二）束状带

束状带（zona fasciculata）位于球状带的深部，最厚，束状带细胞排列成单行或双行细胞索，索间有血窦和少量结缔组织。束状带细胞较大，呈多边形，核圆形、较大、着色浅，细胞质内含大量脂滴，在 HE 染色中，因脂滴被溶解，细胞质染色浅而呈泡沫状。束状带细胞分泌糖皮质激素（glucocorticoid），主要为皮质醇。糖皮质激素可促使蛋白质及脂肪分解并转变成糖，还有抑制免疫应答及抗炎症等作用。

（三）网状带

网状带（zona reticularis）位于皮质深层，与髓质交界处参差不齐。网状带细胞排列成条索状并相互吻合成网，其间有血窦和少量结缔组织。网状带细胞较小，核小、着色深，细胞质呈嗜酸性，内含较多脂褐素和少量脂滴。网状带细胞主要分泌雄激素、少量雌激素和糖皮质激素。

肾上腺皮质细胞分泌的激素均属类固醇激素，都具有类固醇激素分泌细胞的超微结构

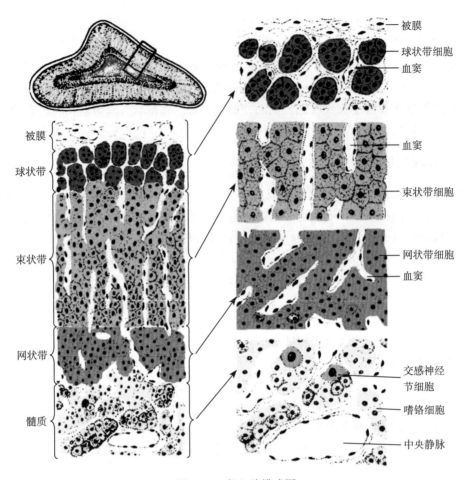

图 13-7 肾上腺模式图

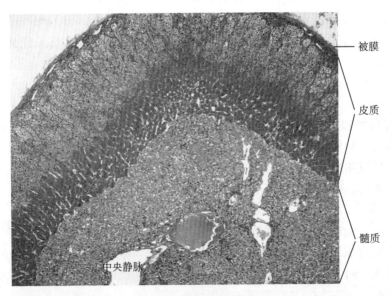

图 13-8 肾上腺光镜图

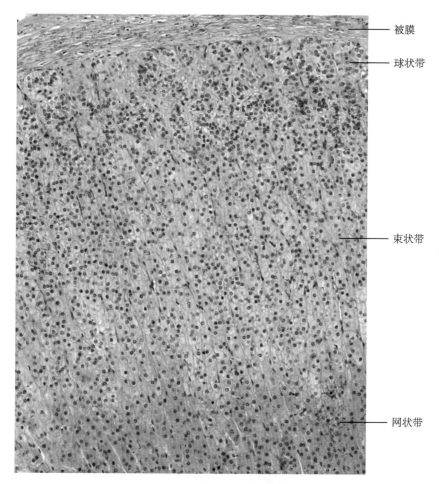

被膜

球状带

束状带

网状带

图 13-9　肾上腺皮质光镜图

特点，束状带细胞尤为典型。

二、髓质

肾上腺髓质位于肾上腺的中央，主要由髓质细胞构成。髓质细胞排列成索或团状，其间有血窦和少量结缔组织，髓质中央有中央静脉（图 13-7、图 13-8）。HE 染色中，髓质细胞呈多边形，细胞质染色浅，核圆、居中。如用含铬盐的固定液固定标本，细胞质内可见黄褐色的嗜铬颗粒，因而髓质细胞又称嗜铬细胞（chromaffin cell）。另外，髓质内还有少量交感神经节细胞，胞体较大，散在分布于髓质内。

电镜下，嗜铬细胞最显著的特征是，细胞质内含许多电子密度高的膜包被分泌颗粒。根据颗粒所含物质的差别，嗜铬细胞分为两种：肾上腺素细胞和去甲肾上腺素细胞。肾上腺素细胞数量多，占人肾上腺髓质细胞的 80% 以上。肾上腺素和去甲肾上腺素为儿茶酚胺类物质，它们与嗜铬颗粒蛋白等组成复合物贮存在颗粒内。嗜铬细胞的分泌活动受交感神经节前纤维支配。肾上腺素细胞分泌肾上腺素，可促使心率加快，心脏和骨骼肌的血管扩张；去甲肾上腺素细胞分泌去甲肾上腺素，可促使血压增高，心脏、脑和骨骼肌内的血流加速。

117

三、皮质和髓质的功能联系

虽然肾上腺皮质和髓质在胚胎发生上来源于不同的胚层，但是它们的功能密切相关。肾上腺皮质的血窦和髓质的血窦相连续，后者汇集为中央静脉离开肾上腺，因此流经髓质的血液含较高浓度的皮质激素。其中的糖皮质激素可增强嗜铬细胞所含的 $N-$ 甲基转移酶的活性，使去甲肾上腺素甲基化，成为肾上腺素，这是髓质中肾上腺素细胞多于去甲肾上腺素细胞的原因。由此可见，肾上腺皮质对髓质细胞的激素生成有很大影响。

第四节 垂 体

垂体位于颅骨蝶鞍垂体窝内，椭圆形，借垂体柄与下丘脑相连，质量约 0.5 g。垂体表面为结缔组织被膜。其实质由腺垂体和神经垂体两部分组成。腺垂体分为远侧部、中间部和结节部三部分。远侧部最大，中间部位于远侧部和神经部之间，结节部围在漏斗周围。神经垂体分为神经部和漏斗两部分，漏斗与下丘脑相连，包括漏斗柄和正中隆起。在位置上，腺垂体居前，神经垂体居后。腺垂体的远侧部又称垂体前叶，神经垂体的神经部和腺垂体的中间部合称垂体后叶（图 13-10）。

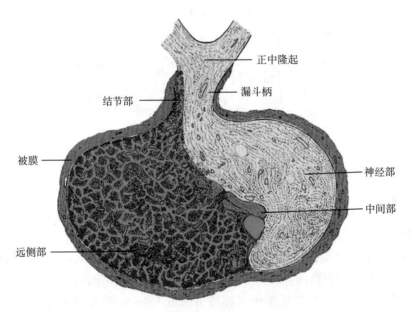

图 13-10 垂体模式图（矢状切面）

一、腺垂体

（一）远侧部

远侧部（pars distalis）是构成垂体的主要部分。腺细胞排列成团索状，少数围成小滤泡，腺细胞间有丰富的血窦和少量结缔组织。依据腺细胞着色的差异，可将其分为嗜色细胞和嫌色细胞两类，嗜色细胞又分为嗜酸性细胞和嗜碱性细胞两种（图 13-11）。嗜色细

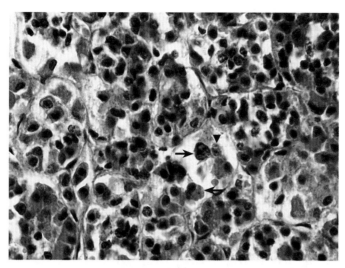

图 13-11　腺垂体远侧部光镜图

→ 嗜碱性细胞；← 嗜酸性细胞；▼嫌色细胞

胞均具有含氮激素分泌细胞的超微结构特征。根据腺细胞分泌激素的不同，可进一步对它们进行分类，并按所分泌的激素进行命名。

1. 嗜酸性细胞（acidophil）　数量较多，约占远侧部腺细胞的 40%。细胞体积较大，呈圆形或椭圆形，细胞质内含许多嗜酸性颗粒。嗜酸性细胞分 2 种。

（1）生长激素细胞（somatotroph）：数量较多，细胞质内充满高电子密度的分泌颗粒。该细胞合成和分泌的生长激素（growth hormone，GH）能促进肌肉、内脏的生长及多种代谢过程，尤其是刺激骺软骨生长，使骨增长。幼年时，若生长激素分泌不足可致侏儒症，分泌过多则引起巨人症；成人生长激素分泌过多则引发肢端肥大症。

（2）催乳激素细胞（mammotroph）：数量较少，细胞质内分泌颗粒较少。男女两性的垂体均有此种细胞，女性较男性多，于分娩前期和哺乳期细胞功能旺盛。可分泌催乳素（prolactin，PRL），促进乳腺发育和乳汁分泌。

2. 嗜碱性细胞（basophil）　数量较嗜酸性细胞少，约占远侧部腺细胞的 10%。细胞大小不等，呈椭圆形或多边形，细胞质内含嗜碱性颗粒。嗜碱性细胞分 3 种。

（1）促甲状腺激素细胞（thyrotroph）：分泌的促甲状腺激素（thyroid stimulating hormone，TSH）能促进甲状腺素的合成和释放。

（2）促肾上腺皮质激素细胞（corticotroph）：分泌的促肾上腺皮质激素（adrenocorticotropic hormone，ACTH）主要促进肾上腺皮质束状带细胞分泌糖皮质激素。

（3）促性腺激素细胞（gonadotroph）：胞体较大，细胞质内含分泌颗粒。细胞分泌卵泡刺激素（follicle stimulating hormone，FSH）和黄体生成素（luteinizing hormone，LH），在男性和女性均如此。FSH 能促进卵巢内卵泡发育，或促进睾丸内精子的发生。LH 能促进卵巢排卵和黄体形成，或刺激睾丸间质细胞分泌雄激素，故又称间质细胞刺激素（interstitial cell stimulating hormone）。

3. 嫌色细胞（chromophobe cell）　数量多，约占远侧部腺细胞的 50%。细胞呈圆形或多边形，体积小，细胞质少，着色浅，细胞界线不清。其功能不清，部分嫌色细胞细胞质内含少量分泌颗粒，推测可能是脱颗粒的嗜色细胞，或是处于形成嗜色细胞的初期阶段。

（二）中间部

中间部（pars intermedia）为远侧部与神经部之间一纵行狭窄区域，仅占垂体体积的2%，由滤泡及其周围的嗜碱性细胞和嫌色细胞构成（图 13–12）。滤泡由单层立方或柱状上皮细胞围成，大小不一，内含少量胶质，呈嗜酸性或嗜碱性，其功能不明。低等脊椎动物的嗜碱性细胞分泌黑素细胞刺激素（melanocyte stimulating hormone，MSH），MSH 作用于皮肤黑素细胞，促进黑色素的合成和扩散，使皮肤颜色变深。人类产生 MSH 的细胞散在分布于腺垂体中。

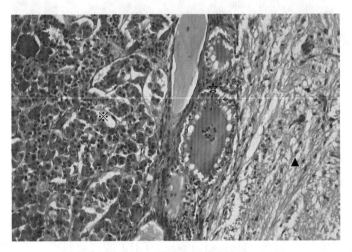

图 13–12　垂体中间部光镜图
※ 远侧部；☆中间部；▲神经部

（三）结节部

结节部（pars tuberalis）包围着神经垂体的漏斗，在漏斗的前方较厚，后方较薄或缺如。结节部结构类似远侧部，富含纵行的毛细血管，腺细胞较小，沿血管呈索状排列。

（四）腺垂体的血管分布

腺垂体的血管主要来自大脑基底动脉环发出的垂体上动脉。垂体上动脉穿过结节部上端，深入神经垂体的漏斗，在该处分支并吻合形成有孔毛细血管网，称第一级毛细血管网。这些毛细血管网下行到结节部下端汇集形成数条垂体门微静脉，后者下行进入远侧部，再次分支并吻合，形成第二级毛细血管网。垂体门微静脉及其两端的毛细血管网共同构成垂体门脉系统（hypophyseal portal system）。远侧部的毛细血管最后汇集成小静脉，注入垂体周围的静脉窦（图 13–13）。

（五）下丘脑与腺垂体的关系

下丘脑的弓状核等神经核的神经元，具有内分泌功能，称为神经内分泌细胞。这些细胞的轴突伸至神经垂体漏斗，构成下丘脑腺垂体束（图 13–13）。神经内分泌细胞合成的多种激素在轴突末端释放，进入漏斗处的第一级毛细血管网，继而经垂体门微静脉到达腺垂体远侧部的第二级毛细血管网，分别调节远侧部各种腺细胞的分泌活动。对远侧部腺细

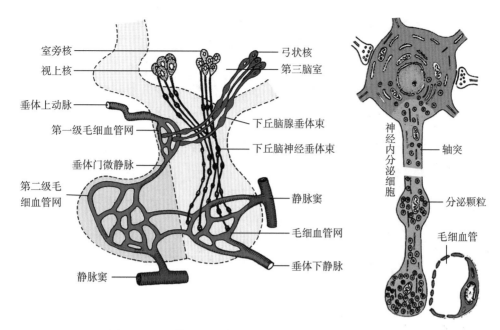

图 13-13 垂体的血管分布及下丘脑与垂体的关系模式图

胞分泌起促进作用的激素，称释放激素（releasing hormone，RH）；对腺细胞分泌起抑制作用的激素，称释放抑制激素（release inhibiting hormone，RIH）。目前已知的释放激素有：生长激素释放激素（GRH）、催乳激素释放激素（PRH）、促甲状腺激素释放激素（TRH）、促肾上腺皮质激素释放激素（CRH）、促性腺激素释放激素（GnRH）及黑素细胞刺激素释放激素（MSRH）等。释放抑制激素有：生长激素释放抑制激素（又称生长抑素，SOM）、催乳激素释放抑制激素（PIH）和黑素细胞刺激素释放抑制激素（MSIH）。

下丘脑通过所产生的释放激素和释放抑制激素，经垂体门脉系统调节腺垂体内各种细胞的分泌活动，使下丘脑和腺垂体形成一个完整的功能体系。腺垂体嗜碱性细胞产生的各种促激素可调节甲状腺、肾上腺皮质和性腺的内分泌活动，这样通过下丘脑 – 腺垂体系将神经系统和内分泌系统有机地统一起来，完成对机体的多种物质代谢及功能的调节。

二、神经垂体

（一）神经垂体结构

神经垂体主要由无髓神经纤维和神经胶质细胞组成，含有较丰富的窦状毛细血管（图13-14）。

1. 无髓神经纤维 来源于下丘脑视上核和室旁核的大型神经内分泌细胞，这些细胞的轴突经漏斗终止于神经垂体的神经部，构成下丘脑神经垂体束。这些细胞除具有一般神经元的结构外，细胞内含有许多分泌颗粒。分泌颗粒沿轴突被运输到神经部，以胞吐方式将颗粒内的激素释放到毛细血管内。在轴突沿途和终末，分泌颗粒常聚集成团，使轴突呈串珠状膨大，HE 染色呈现为大小不等的弱嗜酸性团块，称赫林体（Herring body）。

2. 神经胶质细胞 神经部的胶质细胞又称垂体细胞（pituicyte），分布于神经纤维之间，形状和大小不一，多突起。垂体细胞具有支持和营养神经纤维的作用。

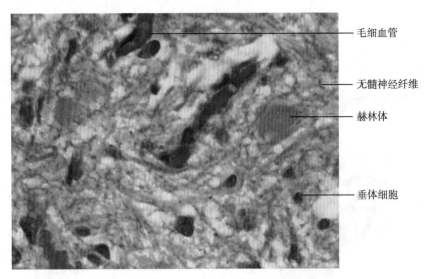

毛细血管

无髓神经纤维

赫林体

垂体细胞

图 13-14 神经垂体光镜图

（二）神经垂体与下丘脑的关系

视上核和室旁核的神经内分泌细胞合成抗利尿激素（antidiuretic hormone，ADH）和缩宫素（oxytocin），通过其轴突运输至神经部贮存并释放入有孔毛细血管，再经血液到达靶器官或靶细胞。抗利尿激素主要促进肾远曲小管和集合管重吸收水，使尿液浓缩。若抗利尿激素分泌减少，会导致尿崩症；若超过生理剂量，可导致小动脉平滑肌收缩，血压升高，故又称血管升压素（vasopressin）。缩宫素可引起子宫平滑肌收缩，有助于孕妇分娩，还可促进乳腺分泌。由此可见，下丘脑与神经垂体是结构和功能的统一体。下丘脑神经内分泌细胞的胞体位于下丘脑，是合成激素的部位，突起位于神经垂体，是贮存和释放激素的部位。

第五节　弥散神经内分泌系统

除内分泌腺外，机体其他器官存在大量散在的内分泌细胞。这些内分泌细胞都能合成和分泌胺，而且细胞是通过摄取胺前体（氨基酸）经脱羧后产生胺的，具有这种特点的细胞统称为摄取胺前体脱羧细胞（amine precursor uptake and decarboxylation cell），简称APUD 细胞。APUD 细胞分泌的多种激素在调节机体生理活动中起着十分重要的作用。

随着对 APUD 细胞研究的不断深入，发现许多 APUD 细胞不仅产生胺，还产生肽，有的细胞则只产生肽；并且发现神经系统内的许多神经元也合成和分泌与 APUD 细胞分泌物相同的胺和（或）肽类物质。因此人们提出，将这些具有分泌功能的神经元（如下丘脑室旁核和视上核的神经内分泌细胞）和 APUD 细胞（如消化管、呼吸道的内分泌细胞）统称为弥散神经内分泌系统（diffuse neuroendocrine system，DNES）。因此，DNES 是在 APUD 细胞基础上的进一步发展和扩充。至今已知 DNES 有 50 多种细胞。DNES 把神经系统和内分泌系统两大调节系统统一起来构成一个整体，共同调节和控制机体的生理活动。

数字课程学习

📥教学 PPT　　ⓔ习题

第十四章
消 化 管

消化系统（digestive system）由消化管和消化腺构成，主要功能是对食物进行物理性和化学性消化，将大分子物质分解为小分子的氨基酸、单糖、甘油酯等，吸收后供机体生长和代谢需要。此外，消化管还具有内分泌和免疫等功能。

消化管（digestive tract）是一条连续性管道，包括口腔、咽、食管、胃、小肠和大肠。

第一节　消化管壁的一般结构

除口腔与咽之外，消化管壁由内向外分为黏膜、黏膜下层、肌层和外膜4层（图14-1）。

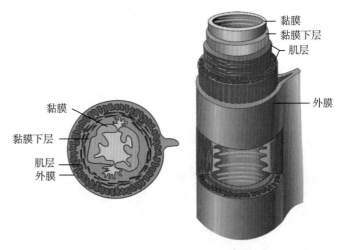

图14-1　消化管一般结构模式图

一、黏膜

黏膜（mucosa）由上皮（epithelium）、固有层（lamina propria）和黏膜肌层（muscularis mucosa）组成，是消化管消化和吸收最重要的结构，也是各段消化管结构差异最大的部分。

（一）上皮

上皮的类型依部位而异，消化管的两端（口腔、咽、食管及肛门）为复层扁平上皮，以保护功能为主；中段（胃、小肠、大肠）为单层柱状上皮，以消化和吸收功能为主。

（二）固有层

固有层为疏松结缔组织，含有腺体及丰富的血管和淋巴管等。胃肠固有层内有丰富的腺体和淋巴组织。

（三）黏膜肌层

黏膜肌层为薄层平滑肌，其收缩可促进黏膜局部运动，利于固有层腺体的分泌和血液、淋巴的流动，增强黏膜与食物的接触，从而有利于营养物质的消化和吸收。

二、黏膜下层

黏膜下层（submucosa）为较致密的疏松结缔组织，内含小动脉、小静脉、淋巴管、黏膜下神经丛和淋巴组织。黏膜下神经丛由多极神经元和无髓神经纤维构成，调节黏膜肌层平滑肌的收缩，以及黏膜下层腺体的分泌。食管及十二指肠的黏膜下层分别有食管腺和十二指肠腺。在消化管的某些部位，黏膜与黏膜下层共同向管腔内突出形成皱襞（plica），其作用为扩大黏膜表面积。

三、肌层

消化管的两端（口腔、咽、食管的上段及肛门）为骨骼肌，其余部分一般由平滑肌组成。肌层多为内环、外纵两层，胃由内斜、中环、外纵三层平滑肌组成。肌层含有肌间神经丛（图 14-2），结构与黏膜下神经丛相似，可调节肌层的运动。肌层的收缩和舒张，有利于消化管内食物与消化液充分混合并将食物向下推进。

四、外膜

外膜（adventitia）可分为纤维膜和浆膜。纤维膜（fibrosa）由疏松结缔组织构成，与周围组织相连，无明确界限，主要分布于咽、食管和大肠末段。浆膜（serosa）由疏松结

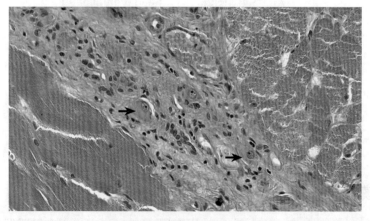

图 14-2 肌间神经丛光镜图

→ 神经元胞体

缔组织与被覆在外表面的间皮共同组成，其表面光滑，利于消化管的蠕动，见于消化管的中段（胃、小肠及大肠）。

第二节 食 管

食管腔面有纵行皱襞，食物通过时皱襞消失。食管壁也由黏膜、黏膜下层、肌层和外膜四层组成（图 14-3）。

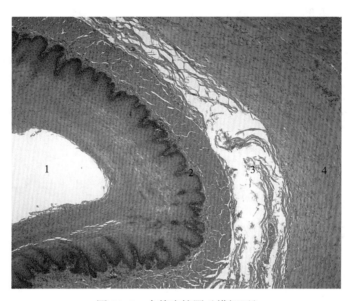

图 14-3　食管光镜图（横切面）
1 食管腔；2 黏膜层；3 黏膜下层；4 肌层

一、黏膜

1. 上皮　为未角化的复层扁平上皮，有保护作用。食管下端的复层扁平上皮与胃贲门部的单层柱状上皮的相接处，是食管癌的好发部位。

2. 固有层　为致密结缔组织。在食管上端与下端的固有层内可见少量黏液性腺。

3. 黏膜肌层　为一层纵行平滑肌束。

二、黏膜下层

黏膜下层为疏松结缔组织，含黏液性食管腺（esophageal gland）（图 14-4），分泌的黏液通过导管排入食管腔，起润滑作用。食管腺周围常含有较多的淋巴细胞。

三、肌层

肌层为内环、外纵两层，其中上 1/3 段为骨骼肌，下 1/3 段为平滑肌，中 1/3 段则两者皆有。食管两端的内环肌稍厚，形成食管上、下括约肌。

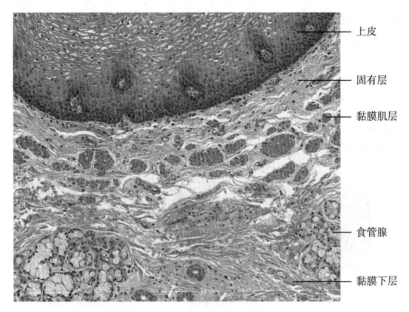

上皮

固有层

黏膜肌层

食管腺

黏膜下层

图 14-4 食管光镜图（横切面）

四、外膜

外膜为纤维膜，与周围组织分界不清。

第三节 胃

胃是囊状器官，主要功能是混合及储存食物，并初步消化蛋白质，吸收部分水、无机盐和醇类。胃可分为 4 个部分，即贲门、幽门、胃底和胃体，胃壁由内向外依次为黏膜、黏膜下层、肌层和外膜（图 14-5）。

一、黏膜

胃空虚时腔面可见许多纵行皱襞，充盈时几乎完全消失。胃黏膜表面有许多小凹陷，称胃小凹（gastric pit）。每个胃小凹底部是 3～5 条胃腺的共同开口（图 14-6）。

（一）上皮

上皮为单层柱状，主要由表面黏液细胞（surface mucous cell）组成。细胞核椭圆形，位于基部；顶部细胞质充满黏原颗粒，在 HE 染色切片中被溶解消失，细胞质透亮，着色浅（图 14-6）；细胞近游离面处有紧密连接。表面黏液细胞可分泌含高浓度碳酸氢根的不溶性黏液，厚 0.25～0.5 mm，覆盖在上皮表面，构成黏液 – 碳酸氢盐屏障，有重要保护作用。上皮细胞 2～6 天更新一次。正常胃上皮没有杯状细胞，如果出现这种细胞，称胃的肠上皮化生，是胃癌的前期表现。

（二）固有层

固有层有大量紧密排列的胃腺，根据所在部位和结构不同，分为胃底腺、贲门腺和幽门腺。

1. 胃底腺（fundic gland） 又称泌酸腺，是胃黏膜中数量最多、功能最重要的腺体，主要分布于胃底和胃体部，约有 1 500 万条。胃底腺为分支管状腺，由主细胞、壁细胞、颈黏液细胞、干细胞和内分泌细胞组成（图 14-6、图 14-7）。

（1）主细胞（chief cell）：又称胃酶细胞（zymogenic cell），多分布于胃底腺下半部，数量最多。细胞呈柱状，核圆，位于基部；基部细胞质嗜碱性强，顶部细胞质内含粗大的

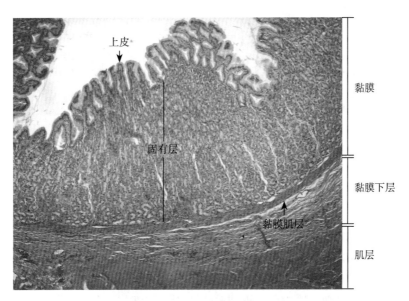

图 14-5 胃底部光镜图

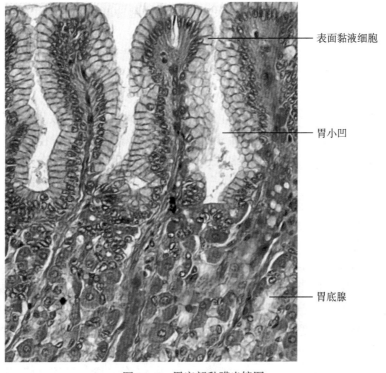

图 14-6 胃底部黏膜光镜图

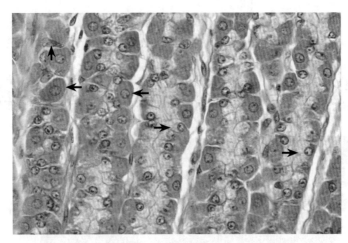

图 14-7　胃底腺光镜图
→ 主细胞；← 壁细胞；↑颈黏液细胞

酶原颗粒，在 HE 染色的切片上颗粒多被溶解而呈泡沫状（图 14-7）。电镜下，主细胞具有典型的蛋白质分泌细胞的超微结构特点，核周有大量粗面内质网与发达的高尔基复合体，顶部较多圆形或椭圆形酶原颗粒，有膜包被。主细胞分泌胃蛋白酶原（pepsinogen）。

（2）壁细胞（parietal cell）：又称泌酸细胞（oxyntic cell），多分布于胃底腺上半部。细胞体积大，多呈圆锥形；核圆，居中，可见双核；细胞质强嗜酸性（图 14-7）。电镜下，细胞游离面的细胞膜向细胞质内陷，形成分支小管，称细胞内分泌小管，开口于腺腔，小管的质膜向管腔内突出形成许多微绒毛。细胞内分泌小管周围有许多小管和小泡，称微管泡系统。细胞内分泌小管和微管泡系统的结构可随细胞功能状态不同而改变。在静止期，细胞内分泌小管少，微绒毛短而稀疏，微管泡系统发达；在分泌期，细胞内分泌小管开放，微绒毛增多、增长，微管泡系统数量减少，表明微管泡系统是细胞内分泌小管膜的储备形式。壁细胞还有极丰富的线粒体（图 14-8）。

壁细胞的主要功能是合成和分泌盐酸。细胞内分泌小管膜中有大量质子泵（H^+-K^+-ATP 酶）和 Cl^- 通道，能分别把壁细胞内形成的 H^+ 和从血液中摄取的 Cl^- 输入小管，两者结合成盐酸后进入腺腔。盐酸能激活胃蛋白酶原变为胃蛋白酶，对食物蛋白质进行初步分解；盐酸可刺激胃、肠、胰内分泌细胞的分泌和促进胰腺分泌，还有杀菌作用。壁细胞还可分泌内因子（intrinsic factor），内因子是一种糖蛋白，在胃腔中与食物中的维生素 B_{12} 结合成复合物，使维生素 B_{12} 在肠道内不会被酶分解，到达回肠后与特殊受体结合而被吸收，供红细胞生成所需。如患萎缩性胃炎，由于壁细胞减少，内因子缺乏，则维生素 B_{12} 吸收障碍，导致恶性贫血。

（3）颈黏液细胞（mucous neck cell）：位于胃底腺顶部，数量少。细胞常呈楔形夹在壁细胞之间；核扁圆，位于基底；顶部细胞质充满黏原颗粒，分泌可溶性的酸性黏液。

（4）干细胞（stem cell）：位于从胃底腺顶部到胃小凹底部一带，体积小，柱状，HE 染色不易辨认。细胞分化程度低，增殖能力强，可分化为表面黏液细胞及胃底腺的各种细胞。

（5）内分泌细胞：可分泌多种激素，调节胃肠运动及消化腺分泌。

2. 贲门腺（cardiac gland）　位于贲门部，为单管或分支管状黏液性腺。腺细胞以黏液细胞为主，可分泌黏液和溶菌酶。

3. 幽门腺（pyloric gland） 位于幽门部，此部胃小凹很深。幽门腺为分支管状腺，短而弯曲，以黏液细胞为主，有少量壁细胞（图 14-9）。幽门腺中还有大量的 G 细胞，产生

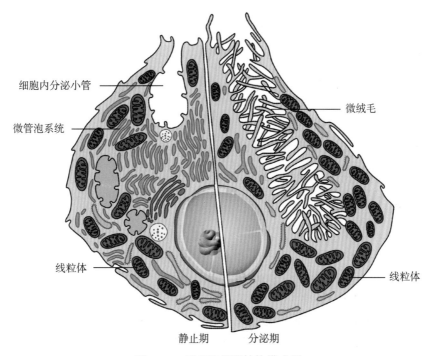

图 14-8 壁细胞超微结构模式图

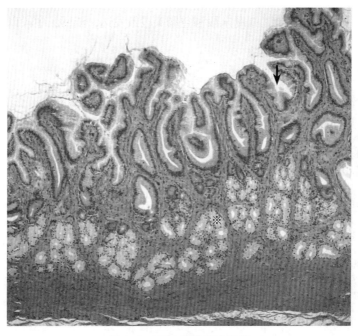

图 14-9 胃幽门黏膜光镜图

↓胃小凹；※ 幽门腺

129

促胃液素（gastrin），可刺激壁细胞分泌盐酸，还能促进胃肠黏膜细胞增殖。

三种腺体的分泌物混合组成胃液。成人每日分泌胃液量为 1.5 ~ 2.5 L，胃液的 pH 为 0.9 ~ 1.5，除含有盐酸、胃蛋白酶、黏液外，还有大量水、NaCl、KCl 等。

（三）黏膜肌层

黏膜肌层由内环、外纵两层平滑肌组成。

二、黏膜下层

黏膜下层为致密结缔组织，内含较大的血管、淋巴管和神经。

三、肌层

肌层较厚，分为内斜、中环和外纵三层平滑肌。环行肌在贲门和幽门部增厚，分别形成贲门括约肌和幽门括约肌。

四、外膜

外膜为浆膜。

第四节 小 肠

小肠是消化吸收的主要部位，分为十二指肠、空肠和回肠。各段结构相似，均由黏膜、黏膜下层、肌层和外膜四层构成（图 14-10），但各段又具有一些特殊的结构特点。

一、黏膜

小肠腔面可见皱襞，以十二指肠末段和空肠头段最发达，至回肠中段以下基本消失。黏

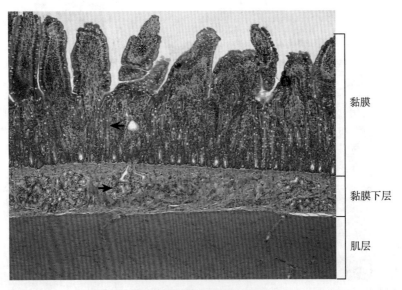

图 14-10 十二指肠光镜图

※ 肠绒毛；← 小肠腺；→ 十二指肠腺

膜表面还有许多细小的肠绒毛（intestinal villus）（图 14-10），由上皮和固有层向肠腔内突起形成，其表面覆盖单层柱状上皮，中轴为固有层结缔组织（图 14-11、图 14-12）。肠绒毛分布

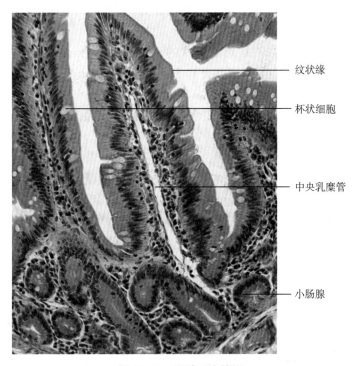

纹状缘

杯状细胞

中央乳糜管

小肠腺

图 14-11　肠绒毛光镜图

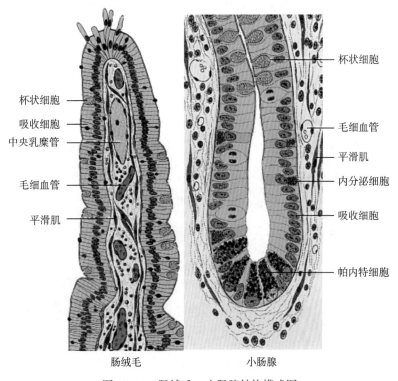

杯状细胞

吸收细胞

中央乳糜管

毛细血管

平滑肌

杯状细胞

毛细血管

平滑肌

内分泌细胞

吸收细胞

帕内特细胞

肠绒毛

小肠腺

图 14-12　肠绒毛、小肠腺结构模式图

在整个小肠内表面，长 0.5 ~ 1.5 nm，形状不一，以十二指肠和空肠起始部密度最大。十二指肠绒毛呈宽大的叶状，空肠绒毛呈长指状，回肠绒毛则为短的锥形。小肠柱状上皮细胞的游离面有大量的微绒毛。皱襞、肠绒毛和微绒毛三者使小肠腔面的表面积扩大约 600 倍，总面积可达 200 ~ 400 m²。

绒毛根部的上皮下陷到固有层形成管状的小肠腺（small intestinal gland）（图 14-11、图 14-12），又称肠隐窝，单管状，直接开口于肠腔，小肠腺上皮与绒毛上皮相延续。

（一）上皮

上皮为单层柱状上皮，小肠绒毛上皮由吸收细胞、杯状细胞和内分泌细胞组成；小肠腺上皮除上述三种细胞外，还含有帕内特细胞和干细胞（图 14-12）。

1. 吸收细胞（absorptive cell） 数量最多，呈高柱状；核椭圆形，位于基部。绒毛表面吸收细胞游离面有明显的纹状缘。电镜下，纹状缘由大量密集且排列规则的微绒毛构成。每个吸收细胞有 2 000 ~ 3 000 根微绒毛。微绒毛表面有一层细胞衣，其中有参与消化蛋白质和碳水化合物的肽酶和双糖酶，还有吸附的胰蛋白酶等，是消化的重要部位。细胞质含大量的滑面内质网和高尔基复合体，可将细胞吸收的脂类物质结合形成乳糜微粒。细胞侧面顶部有紧密连接，阻止肠腔内物质由细胞间隙进入组织，保证选择性吸收的进行，并防止肠腔内的抗原物质通过细胞间隙侵入体内。此外，微绒毛表面还有某些特殊受体，利于相应物质的吸收，如回肠的内因子受体，帮助维生素 B_{12} 的吸收。

2. 杯状细胞（goblet cell） 散在分布于吸收细胞间，从十二指肠至回肠末端数量逐渐增多。杯状细胞分泌黏液，对黏膜有润滑和保护作用。

3. 帕内特细胞（Paneth cell） 为小肠腺的特征性细胞，分布于小肠腺底部，以回肠最多，常三五成群。细胞呈圆锥形，核卵圆形，位于基部，基底部细胞质嗜碱性，顶部细胞质含有粗大的嗜酸性颗粒（图 14-12、图 14-13）。电镜下细胞质基部有较多粗面内质网、发达的高尔基复合体及粗大的酶原颗粒。分泌防御素和溶菌酶，可杀灭肠道细菌。

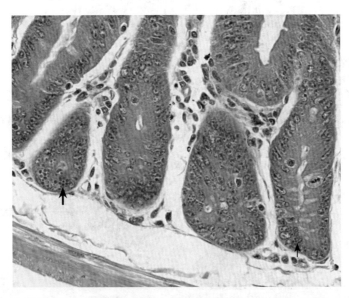

图 14-13 小肠腺光镜图

↑帕内特细胞

4. 内分泌细胞 数量少，但种类很多，可分泌多种激素，调节消化管和消化腺的功能。

5. 干细胞 位于小肠腺下半部，数量少，散在于其他细胞之间。胞体较小，HE 染色不易分辨。细胞增殖能力强，可分化补充绒毛顶部脱落的吸收细胞和杯状细胞，也可分化为帕内特细胞和内分泌细胞。

（二）固有层

固有层为结缔组织，细胞成分较多，含有丰富的淋巴细胞、巨噬细胞、浆细胞、嗜酸性粒细胞和肥大细胞等。淋巴细胞在某些部位聚集形成淋巴组织，在十二指肠和空肠多为孤立淋巴小结，在回肠多为集合淋巴小结。肠伤寒时细菌可侵入集合淋巴小结，引起局部肠壁溃疡，甚至肠穿孔。绒毛中轴的固有层内，有 1~2 条纵行毛细淋巴管，称中央乳糜管（central lacteal）（图 14-11、图 14-12），其管壁为一层内皮，内皮细胞间隙较宽，且无基膜，通透性大，利于乳糜微粒转运。绒毛固有层内有丰富的有孔毛细血管，利于肠上皮吸收的葡萄糖、氨基酸等入血。绒毛内还有散在平滑肌纤维（图 14-12），其收缩促进绒毛运动。

（三）黏膜肌层

黏膜肌层为内环和外纵两层薄的平滑肌。

二、黏膜下层

黏膜下层为较致密结缔组织，含丰富的血管、淋巴管和神经等。十二指肠的黏膜下层内有十二指肠腺（duodenal gland），为黏液性腺，分泌黏稠的碱性黏液，pH 8.2~9.3，保护十二指肠黏膜免受胃酸侵蚀。

小肠上皮及腺体的分泌物总称为小肠液，成人每日分泌 1~3 L，其 pH 约为 7.6，此外，还有大量水，NaCl、KCl 等。

三、肌层

肌层由内环和外纵两层平滑肌组成。

四、外膜

除部分十二指肠壁为纤维膜外，其余均为浆膜。

第五节 大 肠

大肠较粗，由盲肠、阑尾、结肠、直肠（包括肛管）组成，管壁结构也分为 4 层，主要功能是吸收水分、电解质和维生素，以及形成粪便。

一、盲肠、结肠与直肠

这三部分的组织结构基本相同。

（一）黏膜

黏膜表面光滑，无绒毛；结肠腔面有半月形皱襞，在直肠下段有 3 个横行的皱襞（直肠横襞）。

1. 上皮 为单层柱状上皮，由吸收细胞和散在分布的大量杯状细胞组成，杯状细胞分泌黏液，起润滑作用，利于粪便排出。在肛管齿状线下，上皮变为复层扁平上皮。

2. 固有层 内有大量的大肠腺，呈直管状，含吸收细胞、大量杯状细胞、少量干细胞和内分泌细胞，无帕内特细胞（图14-14）。大肠腺分泌黏液。固有层内可见孤立淋巴小结。

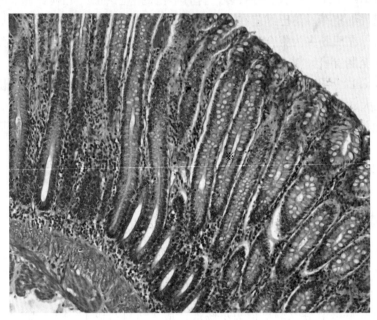

图14-14 结肠黏膜层光镜图
※ 大肠腺

3. 黏膜肌层 为内环、外纵两层平滑肌。
（二）黏膜下层
黏膜下层为疏松结缔组织，内有小动脉、小静脉、淋巴管、神经及脂肪细胞。肛管固有层和黏膜下层的结缔组织中有丰富的静脉丛，该处易发生淤血导致静脉曲张，形成内痔。
（三）肌层
肌层为内环和外纵两层平滑肌。内环肌节段性局部增厚，形成结肠袋；外纵肌局部增厚，形成3条结肠带。近肛门处外纵肌的外周，骨骼肌形成肛门外括约肌。
（四）外膜
外膜主要为浆膜，直肠下部为纤维膜。结缔组织中脂肪细胞常聚集形成肠脂垂。

二、阑尾

阑尾为盲肠的蚯蚓状突起，管腔小，不规则，其管壁与大肠相似。固有层大肠腺短小、稀疏，淋巴组织极发达，形成的集合淋巴小结可伸入黏膜下层（图14-15）。肌层薄，外膜为浆膜，富含血管。阑尾具有免疫功能。

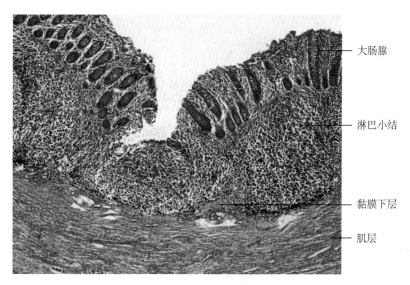

大肠腺

淋巴小结

黏膜下层

肌层

图 14-15　阑尾光镜图

数字课程学习

📥 教学 PPT　　ℯ 习题

第十五章
消 化 腺

消化腺（digestive gland）包括大消化腺和小消化腺。大消化腺，如大唾液腺、胰腺和肝，构成独立的实质性器官，包括腺细胞组成的分泌部及导管。小消化腺，如口腔内的小唾液腺、食管腺、胃腺和肠腺等，分布于消化道管壁内。消化腺的分泌物排入消化管，对食物进行化学性消化。有的消化腺还具有内分泌功能。

第一节 大 唾 液 腺

大唾液腺主要包括腮腺、下颌下腺、舌下腺三对，分泌物组成唾液经导管排入口腔。

一、唾液腺的一般结构

唾液腺为复管泡状腺，外覆薄层结缔组织被膜，结缔组织伸入腺内，将腺实质分为若干小叶。腺的间质为结缔组织及分布于导管和腺泡间的血管、淋巴管和神经。腺实质由分支的导管及末端的腺泡组成。

（一）腺泡

腺泡（acinus）为腺的分泌部，是由单层立方或锥形腺细胞组成的泡状或管泡状结构。腺细胞和部分导管上皮细胞与基膜之间有肌上皮细胞，肌上皮细胞的收缩有助于分泌物排出。腺泡分浆液性、黏液性与混合性三类（图 15-1）。

1. 浆液性腺泡（serous acinus） 由浆液性腺细胞围成。HE 染色的切片，腺细胞基部细胞质嗜碱性较强，顶部细胞质含嗜酸性分泌颗粒，细胞核圆形，位于基底部。电镜下，细胞质内可见大量的粗面内质网和核糖体。浆液性腺泡分泌物较稀薄，含唾液淀粉酶等。

2. 黏液性腺泡（mucous acinus） 由黏液性腺细胞围成。HE 染色的切片，腺细胞细胞质着色浅，呈泡沫状，细胞核扁圆形，贴近细胞基底部。电镜下，顶部细胞质内含粗大的黏原颗粒。黏液性腺泡分泌物黏稠，主要为黏液。

3. 混合性腺泡（mixed acinus） 由浆液性腺细胞和黏液性腺细胞共同组成。切片中常见几个浆液性腺细胞排成半月形，位于黏液性腺泡的底部或末端，称为浆半月（demilune）。浆半月的分泌物经黏液性腺细胞间的分泌小管释放入腺泡腔内。

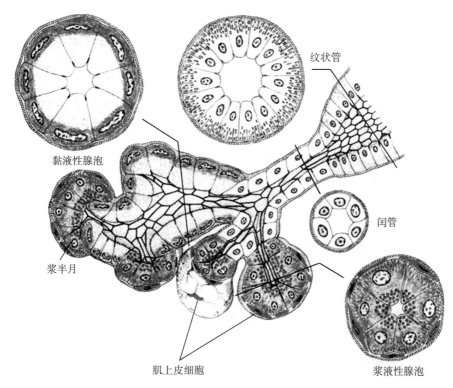

黏液性腺泡

纹状管

浆半月

闰管

肌上皮细胞

浆液性腺泡

图 15-1　唾液腺腺泡和导管模式图

（二）导管

导管通常包括闰管、纹状管、小叶间导管和总导管（图 15-1）。唾液腺细胞分泌物经导管排入口腔。

1. 闰管（intercalated duct） 直接与腺泡相连，是导管的起始段。管径细，管壁为单层扁平或立方上皮。

2. 纹状管（striated duct） 又称分泌管（secretory duct），与闰管相连。纹状管由单层高柱状上皮组成，光镜下，细胞质嗜酸性，细胞核大，居细胞偏上部，基底部细胞质中可见纵纹。电镜下，细胞基底部有丰富的质膜内褶和褶间纵行线粒体，此种结构增大了细胞基底部表面积，便于细胞与组织液间进行水和电解质的转运。纹状管上皮细胞能主动吸收分泌物中的 Na^+，将 K^+ 排入管腔，并可重吸收或排出水，故可调节唾液中的电解质含量和唾液量。

3. 小叶间导管和总导管 纹状管汇合形成小叶间导管，走行于小叶间结缔组织内，初为单层柱状上皮，以后随管径变大，移行为假复层柱状上皮。小叶间导管逐级汇合并增粗，最后形成一条或几条总导管开口于口腔。导管近口腔开口处渐变为复层扁平上皮，与口腔黏膜上皮相连续。

二、三大唾液腺的结构特点

（一）腮腺

腮腺为纯浆液性腺，闰管长，纹状管较短（图 15-2）。分泌物稀薄，含大量唾液淀粉酶。

（二）下颌下腺

下颌下腺为混合性腺，以浆液性腺泡为主，黏液性和混合性腺泡少，闰管短而不明显，纹状管发达（图 15–3）。分泌物含唾液淀粉酶和黏液。

（三）舌下腺

舌下腺为混合性腺，黏液性腺泡多，也多见混合性腺泡，无闰管，纹状管较短而不明显（图 15–4）。分泌物以黏液为主。

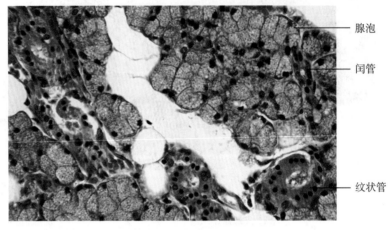

图 15–2　腮腺光镜图

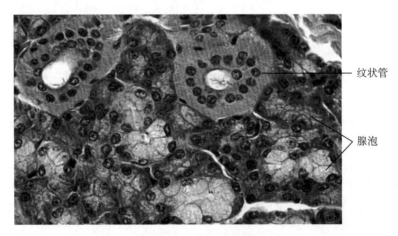

图 15–3　下颌下腺光镜图

第二节　胰　腺

胰腺表面为薄层结缔组织被膜，结缔组织伸入腺内将实质分隔为许多小叶。胰腺实质由外分泌部和内分泌部两部分构成。外分泌部占腺体的绝大部分，分泌的胰液经导管排入十二指肠，有重要的化学性消化作用。内分泌部是指散在分布于外分泌部之间、大小不等、染色较浅的内分泌细胞团，称胰岛（图 15–5）。胰岛分泌的激素进入血液或淋巴，主要参与调节糖的代谢。

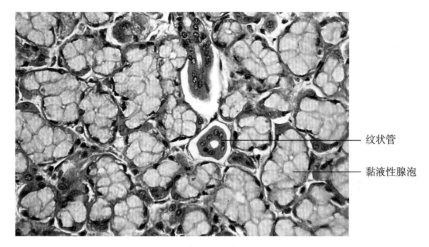

纹状管

黏液性腺泡

图 15-4　舌下腺光镜图

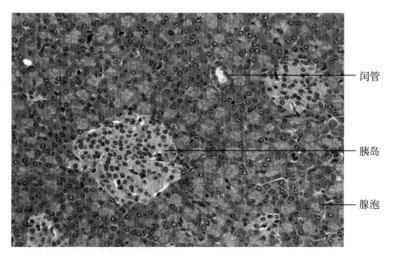

闰管

胰岛

腺泡

图 15-5　胰腺光镜图

一、外分泌部

胰腺外分泌部为纯浆液性复管泡状腺，由腺泡和导管组成。

（一）腺泡

腺泡为纯浆液性腺泡，每个腺泡含 40～50 个胰腺泡细胞（pancreatic acinar cell），具有典型的浆液性腺细胞形态特点。基膜与胰腺泡细胞之间无肌上皮细胞。胰腺泡细胞分泌多种消化酶，如胰蛋白酶原、胰糜蛋白酶原、胰淀粉酶、胰脂肪酶、DNA 酶、RNA 酶等，参与糖、蛋白质和脂肪的消化。腺泡细胞还分泌一种胰蛋白酶抑制因子，能防止蛋白酶原在胰腺内被激活；若这种内在机制失调，或某些致病因素使蛋白酶原在胰腺内激活，可导致胰腺组织的自我消化，形成急性胰腺炎。

胰腺腺泡腔面还可见一些较小的扁平或立方形细胞，称泡心细胞（centroacinar cell）。泡心细胞细胞质染色淡，核圆或卵圆形。泡心细胞是延伸入腺泡腔内的闰管起始部上皮细胞（图 15-6）。

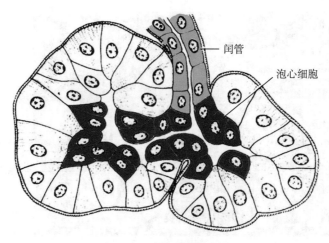

图 15-6 胰腺腺泡模式图

（二）导管

胰腺的闰管较长，管壁为单层扁平或立方上皮，闰管远端逐渐汇合形成小叶内导管。小叶内导管在小叶间结缔组织内汇合成小叶间导管，后者再汇合成一条主导管，贯穿胰腺全长，在胰头部与胆总管汇合，开口于十二指肠乳头。从小叶内导管至主导管，管腔逐渐增大，上皮也由单层立方上皮渐变为单层柱状上皮，主导管为单层高柱状上皮，其中可见杯状细胞。胰腺导管上皮细胞可分泌水和多种电解质。

成人每天分泌 1 000 ~ 2 000 mL 胰液。胰液为弱碱性液体，pH 7.8 ~ 8.4，含多种消化酶和丰富的电解质，是最重要的消化液。

二、内分泌部

内分泌部为胰岛（pancreas islet）。胰岛是由内分泌细胞组成的球形细胞团，散在于外分泌部腺泡之间。成年人胰腺约有100 万个胰岛，约占胰腺体积的 1.5%，于胰尾部较多。胰岛大小不一，可由几个、几十个或数百个细胞组成。在 HE 染色中，着色浅淡，极易分辨。胰岛细胞间有丰富的有孔毛细血管。人胰岛主要由 A、B、D、PP 四种细胞组成（图 15-7），目前主要用免疫组织化学法进行鉴别（图 15-8、图 15-9）。

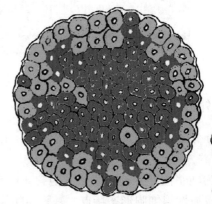

A 细胞
B 细胞
D 细胞

图 15-7 胰岛模式图

（一）A 细胞

A 细胞又称 α 细胞、甲细胞，约占胰岛细胞总数的 20%，多分布在胰岛周边部。细胞体积较大，主要功能是分泌胰高血糖素（glucagon），能促进肝细胞的糖原分解为葡萄糖，并抑制糖原合成，使血糖浓度升高。

（二）B 细胞

B 细胞又称 β 细胞、乙细胞，约占胰岛细胞总数的 70%，主要位于胰岛的中央部。

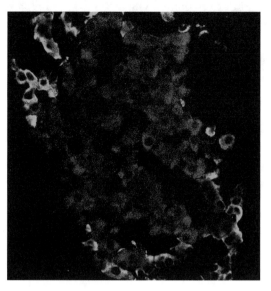

图 15-8 胰岛免疫荧光组织化学镜像
示 A 细胞（绿色）和 B 细胞（红色）

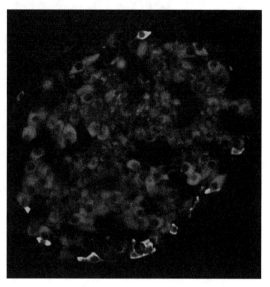

图 15-9 胰岛免疫荧光组织化学镜像
示 B 细胞（红色）和 PP 细胞（绿色）

细胞体积较小。B 细胞分泌胰岛素（insulin），主要促进细胞吸收血液内的葡萄糖，合成糖原或转化为脂肪贮存，使血糖降低。胰岛素和胰高血糖素的协同作用保持了血糖的稳定。若胰岛素分泌不足或胰岛素受体减少，可致血糖升高，并从尿中排出，即为糖尿病。若胰岛素分泌过多，则可导致低血糖。

（三）D 细胞

D 细胞又称 δ 细胞、丁细胞，约占胰岛细胞总数的 5%，散在分布于胰岛 A、B 细胞之间，与 A、B 细胞紧密相贴。D 细胞分泌生长抑素，以旁分泌方式或经缝隙连接直接作用于邻近的 A 细胞、B 细胞或 PP 细胞，抑制它们的分泌活动。

（四）PP 细胞

PP 细胞数量很少，主要存在于胰岛的周边部，另外，也可偶见于外分泌部的导管上皮内及腺泡细胞间。PP 细胞分泌胰多肽（pancreatic polypeptide），能抑制胃肠运动、胰液分泌及胆囊收缩。

第三节 肝

肝是人体最大的腺体，约占体重的 2%。肝具有复杂多样的生物化学功能。肝细胞产生的胆汁参与脂类物质的消化；肝合成多种蛋白质及多肽类物质，直接分泌入血；肝参与机体糖类、脂质、激素、药物等多种物质的代谢；胚胎时期的肝还具有造血功能。

肝的表面被覆致密结缔组织被膜。除在肝下面各沟窝处及右叶上面后部为纤维膜外，肝表面均覆以浆膜。肝门部的结缔组织随门静脉、肝动脉、肝静脉和肝管的分支伸入肝实质，将实质分成许多肝小叶。肝小叶之间各种管道密集的部位为门管区（图 15-10）。

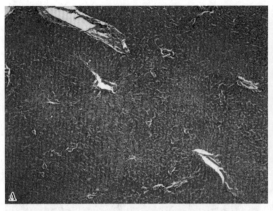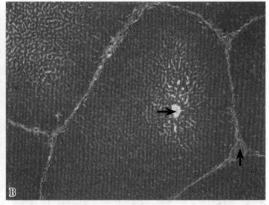

图 15-10 人肝（A）和猪肝（B）光镜图

➜ 中央静脉；↑门管区

一、肝小叶

肝小叶（hepatic lobule）是肝的基本结构和功能单位，成人肝有 50 万～100 万个肝小叶。肝小叶呈多面棱柱体，长约 2 mm，宽约 1 mm。肝小叶之间为结缔组织，有的动物（如猪）的肝小叶之间结缔组织较多，因而肝小叶分界明显，而人的肝小叶之间结缔组织很少，故其分界不明显（图 15-10）。肝小叶中央有一条沿其长轴走行的中央静脉（central vein），肝细胞和肝血窦以中央静脉为中心向周围大致呈放射状排列（图 15-11）。

肝细胞单层排列成凹凸不平的板状结构，称肝板（hepatic plate）。相邻肝板吻合连接，形成迷路样结构，其切面呈索状，故称肝索（hepatic cord）。肝板之间为肝血窦，血窦经肝板上的孔互相通连。肝细胞相邻面的质膜局部凹陷，形成微细的胆小管。这样，肝板、肝血窦和胆小管在肝小叶内形成各自独立而又密切相关的管道网络（图 15-12）。

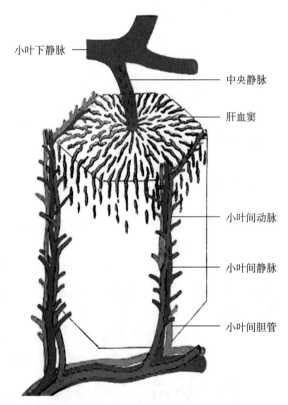

图 15-11 肝小叶立体结构模式图

（一）中央静脉

中央静脉纵贯于肝小叶中央，是由一层内皮细胞和少量结缔组织构成的小静脉，管壁有肝血窦的开口。中央静脉接受肝血窦的血流后汇入小叶下静脉。

（二）肝细胞

肝细胞（hepatocyte）占肝内细胞总数的 80%。肝细胞呈多面体形，直径 15～30 μm。

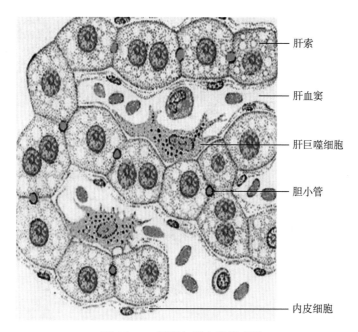

图 15-12 肝索与肝血窦模式图

（图右侧标注，从上到下）
肝索
肝血窦
肝巨噬细胞
胆小管
内皮细胞

HE 染色的切片上，肝细胞细胞质嗜酸性，含有弥散分布的嗜碱性颗粒；细胞核大而圆，居中，着色浅，有 1 至数个核仁。肝的特点之一是多倍体肝细胞数量很大，成年人肝的四倍体肝细胞占 60% 以上，这可能与肝细胞长期保持活跃的多种功能有关，而且与肝潜在的强大再生能力相关（图 15-13、图 15-14）。

电镜下，细胞质内可见丰富而发达的各种细胞器和内含物（图 15-15）。

1. 线粒体　数量很多，为肝细胞的功能活动提供能量。

2. 粗面内质网　成群分布，合成多种重要的血浆蛋白，包括白蛋白、纤维蛋白原、凝血酶原、脂蛋白、补体等。

3. 滑面内质网　为许多散在的小管和小泡，其膜上有多种酶系分布。细胞摄取的有

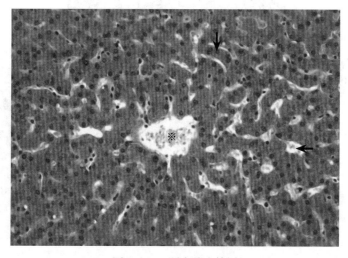

图 15-13　肝小叶光镜图
※ 中央静脉；↓肝细胞；← 肝血窦

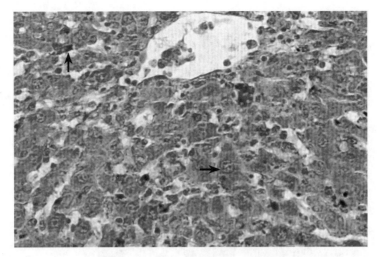

图 15-14 肝小叶（局部）台盼蓝注射

→肝细胞；↑肝巨噬细胞

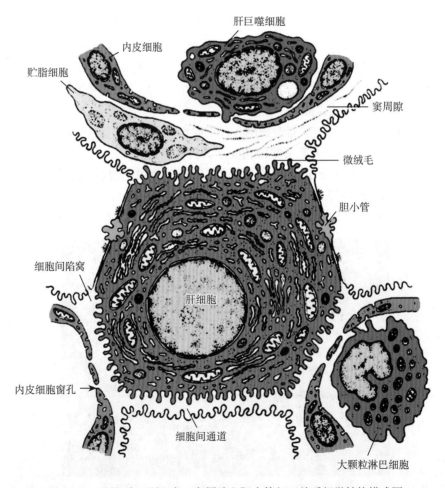

图 15-15 肝细胞、肝血窦、窦周隙和胆小管相互关系超微结构模式图

机物在滑面内质网进行连续的合成、分解、结合、转化等反应。其主要功能包括胆汁合成、脂类代谢、糖代谢、激素代谢，以及从肠道吸收的大量有机异物，如药物、腐败产物的生物转化。

4. 高尔基复合体　数量甚多，粗面内质网合成的蛋白质和脂蛋白中，一部分转移至高尔基复合体加工后，再经分泌小泡由血窦面排出。近胆小管处的高尔基复合体尤为发达，与胆汁排泌相关。

此外，肝细胞富含溶酶体、过氧化物酶体，以及糖原、脂滴、色素等内含物。内含物的数量随机体的生理和病理状况而变化。肝细胞中的糖原是血糖的储备形式，受胰岛素和胰高血糖素的调节，进食后增多，饥饿时减少（图15-16）。正常肝细胞内脂滴较少，肝病时可增多。

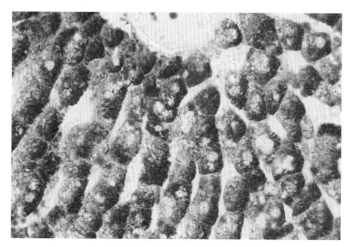

图 15-16　肝细胞过碘酸希夫（PAS）反应

糖原颗粒呈紫红色

每个肝细胞有三种类型的功能面，即血窦面、胆小管面和肝细胞连接面（图15-15）。电镜下，血窦面和胆小管面有发达的微绒毛，使细胞表面积增大，有利于物质交换。相邻肝细胞之间的连接面有紧密连接、桥粒和缝隙连接等结构。

（三）肝血窦

肝血窦（hepatic sinusoid）位于肝板之间，腔大而不规则，借肝板上的孔互相吻合成毛细血管网。含有各种肠道吸收物的门静脉血液及含氧丰富的肝动脉血液，通过肝门管区的小叶间静脉和小叶间动脉汇入肝血窦，和肝细胞进行充分物质交换后汇入中央静脉（图15-17）。

肝血窦内皮细胞连接松散，细胞间隙宽；内皮细胞上有大量大小不等的窗孔，孔上无隔膜；内皮外无基膜，仅有少量网状纤维附着。因此，肝血窦内皮具有很高的通透性，除血细胞和乳糜微粒外，血浆各种成分均可进入窦周隙。

肝血窦内定居的巨噬细胞又称库普弗细胞（Kupffer cell），来源于血液的单核细胞。细胞体积较大，形态不规则，细胞质嗜酸性。电镜下，其表面有大量皱褶和微绒毛，并以伪足附着在内皮细胞上，或穿过内皮窗孔和细胞间隙伸入窦周隙。细胞质内有发达的溶酶体，并常见吞噬体和吞饮泡。肝巨噬细胞具有活跃的变形运动和吞噬、吞饮功能，在清除

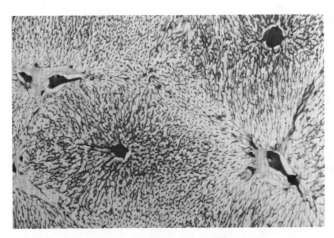

图 15-17　肝内血管（卡红明胶注射）

从门静脉入肝的抗原异物、清除衰老的血细胞、监视和抑制肿瘤等方面发挥着重要作用。肝血窦内含较多 NK 细胞，称大颗粒淋巴细胞（hepatic large granular lymphocyte），在抵御病毒感染、防止肝内肿瘤及其他肿瘤转移方面有着重要作用。

（四）窦周隙和贮脂细胞

窦周隙（perisinusoidal space）为肝血窦内皮与肝板之间的狭小间隙，宽约 0.4 μm（图 15-15）。窦周隙充满血浆，肝细胞血窦面的大量微绒毛浸于其中，可以和血液之间进行物质交换。窦周隙内有一种形态不规则的贮脂细胞（fat-storing cell），其最主要的特征是细胞质内含有许多大的脂滴。贮脂细胞在肝中主要参与维生素 A 的代谢和储存脂肪，人体摄取的维生素 A 70%～85% 贮存在贮脂细胞内。在慢性肝炎、慢性酒精中毒等肝病时，贮脂细胞异常增殖，产生细胞外基质，肝内纤维增多，可导致肝硬化。

（五）胆小管

胆小管（bile canaliculi）是相邻肝细胞的质膜局部凹陷而成的微细管道，在肝板内互连成网（图 15-12、图 15-15、图 15-18）。电镜下，肝细胞的胆小管面形成许多微绒毛，

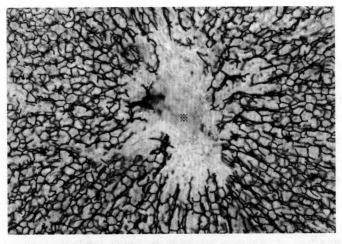

图 15-18　胆小管光镜图（银染）

※ 中央静脉

凸入管腔，胆小管周围的相邻肝细胞膜之间形成紧密连接和桥粒，封闭胆小管周围的细胞间隙，防止胆汁外溢至细胞间或窦周隙。当肝细胞发生变性、坏死，或胆道因堵塞而内压增大时，胆小管正常结构被破坏，胆汁溢入窦周隙，继而入血，导致黄疸。

胆小管内的胆汁从肝小叶中央流向周边，汇入小叶边缘处由立方细胞组成的短小管道，称黑林管（Hering canal）。黑林管在门管区汇入小叶间胆管，再向肝门方向汇集，最后形成左、右肝管出肝。

二、门管区

相邻的几个肝小叶之间呈三角形或椭圆形的结缔组织小区，称门管区（portal area）。每个肝小叶周围有 3~4 个门管区，其内走行小叶间动脉、小叶间静脉和小叶间胆管三种管道（图 15-19）。小叶间动脉是肝动脉的分支，管腔小，管壁较厚；小叶间静脉是门静脉的分支，管腔较大而不规则，管壁薄。小叶间胆管管壁为单层立方上皮。

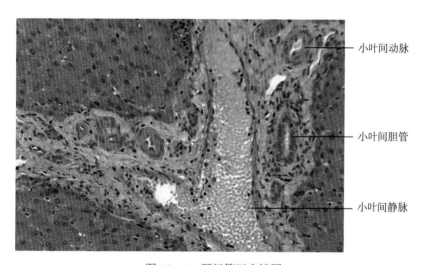

图 15-19　肝门管区光镜图

右侧标注（自上而下）：小叶间动脉、小叶间胆管、小叶间静脉

第四节　胆囊与胆管

一、胆囊

胆囊分底、体、颈三部分，胆囊壁由黏膜、肌层和外膜组成（图 15-20）。

（一）黏膜

胆囊黏膜形成许多高而分支的皱襞突入腔内，胆囊收缩时，皱襞高大明显；胆囊充盈扩张时，皱襞消失，黏膜变平。黏膜上皮为单层柱状上皮，固有层较薄，无腺体，富含血管。

（二）肌层

胆囊肌层厚薄不一，胆囊底部较厚，颈部次之，体部最薄。平滑肌呈纵行或螺旋排列，肌束间有较多弹性纤维。

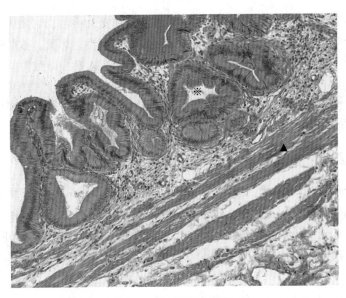

图 15-20　胆囊光镜图

※ 黏膜窦；▲肌层

（三）外膜

胆囊外膜较厚，大部分为浆膜。

胆囊的功能是贮存和浓缩胆汁。从肝排出的胆汁流入胆囊内贮存。胆囊上皮细胞能主动吸收胆汁中的水和无机盐，使胆汁浓缩。脂肪性食物可刺激小肠内分泌细胞分泌缩胆囊素 – 促胰酶素，刺激胆囊收缩，排出胆汁。

二、胆管

由肝分泌的胆汁经左右肝管、肝总管、胆囊管进入胆囊贮存，胆囊中贮存的浓缩胆汁经胆囊管、胆总管排入十二指肠。

肝外胆管管壁分黏膜、肌层和外膜三层。黏膜有纵行皱襞。上皮为单层柱状上皮，有杯状细胞，固有层内有黏液性腺。肝管和胆总管的上 1/3 段肌层很薄，平滑肌分散；胆总管的中 1/3 段肌层渐厚，尤其是纵行平滑肌增多；胆总管下 1/3 段的肌层分内环、外纵两层。胆管外膜为较厚的结缔组织。胆管纵行平滑肌收缩可使管道缩短，管腔扩大，有利于胆汁通过。

数字课程学习

⬇️教学 PPT　　🄴 习题

第十六章

呼 吸 系 统

呼吸系统（respiratory system）包括鼻、咽、喉、气管、支气管和肺等器官（图16-1）。鼻、咽、喉、气管、支气管分支至终末细支气管，是气体进出肺泡的通道，具有防御和保持气体通畅的作用，为导气部；呼吸性细支气管、肺泡管、肺泡囊和肺泡，是进行气体交换的场所，为呼吸部。

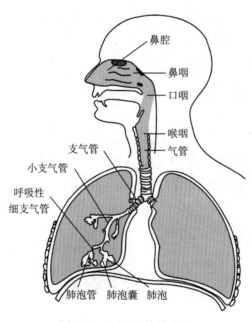

图 16-1 呼吸系统模式图

第一节 鼻腔与喉

一、鼻腔

鼻由软骨和骨构成支架，是呼吸道的起始部分和嗅觉器官。鼻腔的内表面为黏膜，由上皮和固有层构成。根据结构和功能的不同，鼻黏膜分前庭部、呼吸部和嗅部。

（一）前庭部

前庭部（vestibular region）是邻近鼻孔的部分。黏膜表面被覆复层扁平上皮，近外鼻孔处与皮肤的表皮相移行，并有鼻毛和皮脂腺。鼻毛可阻挡吸入气体中的尘埃等异物，是过滤空气的第一道屏障。

（二）呼吸部

呼吸部（respiratory region）占鼻黏膜的大部分，因血管丰富而呈粉红色。上皮为假复层纤毛柱状上皮，基膜较厚，光镜下可辨认。上皮由柱状细胞、杯状细胞和基细胞等组成，柱状细胞的纤毛向咽部摆动，将黏着的细菌及尘埃颗粒推向咽部而被咳出。固有层有混合性腺、静脉丛和淋巴组织，对吸入的空气有加温、加湿及免疫防御作用。

（三）嗅部

嗅部（olfactory region）位于鼻中隔上部及鼻腔顶部。人嗅部黏膜总面积约 2 cm^2，狗嗅部黏膜总面积为 100 cm^2，故狗的嗅觉发达。嗅部黏膜呈棕黄色，由嗅上皮和固有层组成，嗅上皮为假复层柱状上皮，由嗅细胞、支持细胞和基细胞组成（图 16-2）。

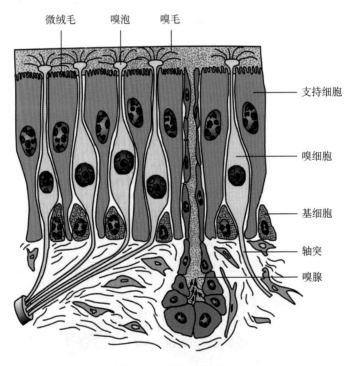

图 16-2 嗅黏膜模式图

1. 嗅细胞（olfactory cell） 是体内唯一存在于上皮中的感觉神经元，位于支持细胞之间，其树突细长，伸到上皮游离面，末端膨大呈球状，称为嗅泡。从嗅泡发出数十根不动纤毛，称为嗅毛。嗅毛浸埋于上皮表面的嗅腺分泌物中，可接受有气味物质的刺激。嗅细胞基部发出一条细长的轴突，穿过基膜进入固有层内，被嗅鞘细胞包裹形成无髓神经纤维，许多条无髓神经纤维组成嗅神经。嗅毛的细胞膜内有多种受体，分别接受不同化学物质的刺激，产生神经冲动，传入中枢，引起嗅觉。

2. 支持细胞　数目最多，呈高柱状，顶部宽大，基部较窄，游离面有许多微绒毛，核呈卵圆形，位于细胞的上部。支持细胞起支持和分隔嗅细胞的作用，相当于神经胶质细胞。

3. 基细胞　圆形或锥形，位于上皮基底部。基细胞具有干细胞的功能，可分裂分化为支持细胞和嗅细胞。

嗅黏膜固有层富含血管，并有许多浆液性嗅腺，分泌的浆液可溶解空气中的化学物质，从而刺激嗅毛，引起嗅觉；浆液的不断分泌，又可不断清洗上皮表面，使嗅细胞对物质刺激保持高度的敏感性。

二、喉

喉以软骨为支架，软骨之间以韧带和肌肉相连。

（一）黏膜

黏膜由上皮和固有层组成，无黏膜肌层。会厌舌面及喉面以上大部分是复层扁平上皮，会厌喉面以下主要是假复层纤毛柱状上皮，内含杯状细胞；固有层的结缔组织内有黏液腺或混合性腺，并含丰富的淋巴组织。

（二）黏膜下层

黏膜下层为疏松结缔组织，其间可有混合性腺和淋巴组织。

（三）外膜

外膜为纤维膜。

第二节　气管与支气管

一、气管

气管管壁由内向外依次为黏膜、黏膜下层和外膜（图 16-3）。

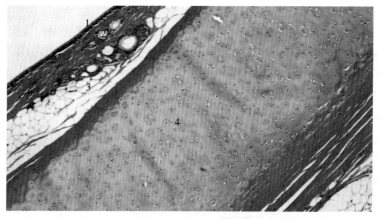

图 16-3　气管壁光镜图
1 上皮；2 气管腺；3 黏膜下层；4 外膜

（一）黏膜

黏膜由上皮和固有层组成。上皮为假复层纤毛柱状上皮，由纤毛细胞、杯状细胞、刷细胞、小颗粒细胞和基细胞构成（图 16-4）。

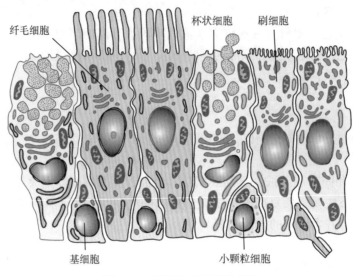

图 16-4　气管上皮电镜模式图

1. 纤毛细胞（ciliated cell）　是数量最多的细胞，胞体呈柱状，游离面有纤毛。纤毛向咽部做快速、定向摆动，将黏液及其黏附的尘埃和细菌等异物推向咽部，然后咳出，净化吸入的空气。

2. 杯状细胞　位于纤毛细胞之间，其分泌的黏液与混合性腺体的分泌物在上皮表面共同构成黏液性屏障，可黏附和溶解气体中的异物颗粒、SO_2 等有毒物质。

3. 刷细胞（brush cell）　呈柱状，游离面有排列整齐的微绒毛，形如刷状。此种细胞的功能尚无定论，有人发现细胞的基底面与感觉神经末梢形成突触，故认为刷细胞可能具有感受刺激的功能。

4. 小颗粒细胞（small granule cell）　是一种内分泌细胞，数量少，呈锥形，散在于上皮深部，HE 染色标本中不易与基细胞相区别。电镜下细胞质中有许多分泌颗粒，内含 5-羟色胺等物质，可调节呼吸道平滑肌的收缩及腺体的分泌。

5. 基细胞　位于上皮的深部，呈锥形，是一种未分化的干细胞，可增殖分化为上皮中其他类型细胞。

上皮与固有层之间有明显的基膜，是气管上皮的特征之一。固有层为致密结缔组织，含有较多弹性纤维，使气管略有弹性，也常见淋巴组织，具有免疫防御功能。

（二）黏膜下层

黏膜下层为疏松结缔组织，与固有层及外膜之间没有明显界线。黏膜下层含有血管、淋巴管、神经和较多混合性腺（气管腺）。

（三）外膜

外膜较厚，由 16~20 个"C"形透明软骨环和疏松结缔组织构成，软骨环之间以弹性纤维组成的膜状韧带相连接，使气管保持通畅并有一定弹性。软骨环的缺口处为气管后壁的膜性部，内有弹性纤维组成的韧带和平滑肌束。咳嗽反射时平滑肌收缩，使气管管腔缩小，利于清除痰液。

二、主支气管

主支气管管壁结构与气管相似，但随着分支，管腔变小，管壁变薄，三层分界不明显。环状软骨逐渐变为不规则的软骨片，而平滑肌逐渐增多并呈螺旋形排列。

第三节　肺

肺（lung）的表面被覆浆膜（胸膜脏层），浆膜深部的结缔组织伸入肺内，将肺分成许多小叶。肺分实质和间质两部分。肺内支气管的各级分支及终末的大量肺泡构成肺的实质。肺的间质包括结缔组织及其中的血管、淋巴管和神经等。

主支气管由肺门进入肺后反复分支呈树枝状，称支气管树（图 16-5），依次为叶支气管、段支气管、小支气管、细支气管、终末细支气管、呼吸性细支气管、肺泡管、肺泡囊和肺泡，从主支气管到肺泡大约有 24 级分支。

通常，根据功能将肺分为导气部和呼吸部，从叶支气管到终末细支气管为肺的导气部，从呼吸性细支气管至末端肺泡，为肺的呼吸部。每一叶支气管连同它的各级分支和肺泡，组成一个肺叶（pulmonary lobe），左肺 2 叶，右肺 3 叶。每一细支气管连同它的各级分支和肺泡，组成一个肺小叶（pulmonary lobule），每叶肺有 50～80 个肺小叶，肺小叶呈锥形，尖朝向肺门，底朝向肺表面，小叶间有结缔组织间隔，是肺的结构单位。临床上大叶性肺炎系指肺叶范围内的炎症病变，小叶性肺炎系指肺小叶范围内的炎症病变。

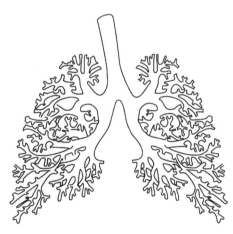

图 16-5　支气管树模型

一、肺导气部

肺导气部的各段管道随分支越细，管径逐渐变小，管壁变薄，结构越趋简单。其管壁结构的变化规律为"三少一多"，即杯状细胞、腺体和软骨片逐渐减少甚至消失，而平滑肌纤维逐渐增多，最后形成完整的环行平滑肌。

（一）叶支气管至小支气管

叶支气管至小支气管管壁结构和主支气管相似，即上皮仍为假复层纤毛柱状上皮，但杯状细胞逐渐减少，三层结构分界不明显，黏膜下层的腺体和外膜的软骨片都逐渐减少，固有层外平滑肌纤维逐渐增多，变为断续的环行平滑肌束（图 16-6）。

（二）细支气管

细支气管（bronchiole）管径约 1.0 mm，上皮由假复层纤毛柱状上皮逐渐变为单层纤毛柱状上皮，杯状细胞、腺体和软骨片很少或消失，环行平滑肌更加明显，黏膜常形成皱襞（图16-7）。

（三）终末细支气管

终末细支气管（terminal bronchiole）管径约0.5 mm，上皮为单层柱状上皮，杯状细胞、腺体和软骨片完全消失，出现完整的环行平滑肌，黏膜皱襞更明显（图16-7）。

终末细支气管的上皮由两种细胞组成，即纤毛细胞和分泌细胞。其中分泌细胞数量多，又称克拉拉细胞（Clara cell）。此细胞在小支气管已出现，然后逐渐增多。细胞呈柱状，游离面呈圆顶状凸向管腔，细胞质染色浅；电镜下，顶部细胞质有较多分泌颗粒和

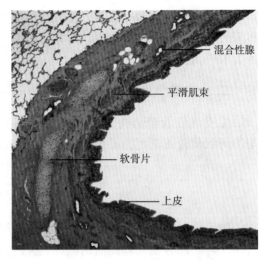

图16-6　小支气管光镜图

滑面内质网。分泌颗粒释放一种类表面活性物质，在上皮表面形成一层保护膜；分泌物中的蛋白水解酶可分解黏稠的黏液；滑面内质网对吸入的有毒物或药物进行解毒和生物转化。

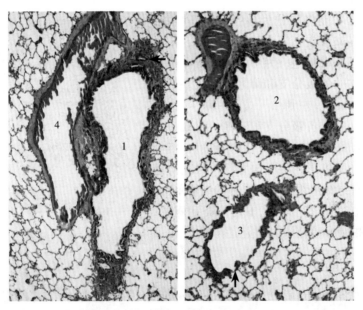

图16-7　细支气管、终末细支气管及呼吸性细支气管光镜图
1细支气管；2终末细支气管；3呼吸性细支气管；4血管；↑肺泡开口；← 腺体

肺导气部的细支气管和终末细支管管壁中的环行平滑肌，可在自主神经的支配下收缩或舒张，调节进入肺内的气流量。

二、肺呼吸部

肺的呼吸部出现肺泡，肺泡壁菲薄并与肺毛细血管网紧密相贴。肺泡是进行气体交换

的具体部位。

（一）呼吸性细支气管

呼吸性细支气管（respiratory bronchiole）管壁上出现少量肺泡，故具有换气功能。上皮为单层立方上皮，其中含有克拉拉细胞和少量纤毛细胞，上皮下有少量环行平滑肌纤维和弹性纤维。在肺泡开口处，单层立方上皮移行为单层扁平上皮（图16-7、图16-8）。

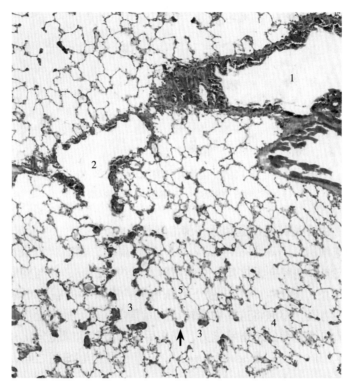

图16-8 终末细支气管及分支光镜图

1终末细支气管；2呼吸性细支气管；3肺泡管；4肺泡囊；5肺泡；↑结节状膨大

（二）肺泡管

肺泡管（alveolar duct）管壁上出现大量肺泡，故管壁自身的结构很少，在切片上呈现为一系列相邻肺泡开口之间的结节状膨大，其表面覆以单层立方或扁平上皮，内部为横切的环行平滑肌束（图16-8、图16-9）。

（三）肺泡囊

肺泡囊（alveolar sac）是若干肺泡的共同开口，相邻肺泡开口之间没有环行平滑肌束，故切片中无结节状膨大（图16-8、图16-9）。

（四）肺泡

肺泡（pulmonary alveolus）是肺支气管树的终末部分，为半球形的小囊，直径约为0.2 mm，开口于肺泡囊、肺泡管或呼吸性细支气管的管腔，是肺进行气体交换的部位，构成肺的主要结构（图16-9）。成人肺有3亿~4亿个肺泡，吸气时总表面积可达140 m^2。肺泡壁很薄，由单层肺泡上皮组成。

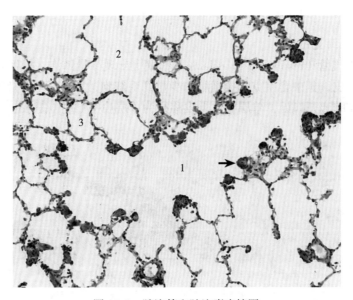

图 16-9 肺泡管和肺泡囊光镜图

1 肺泡管；2 肺泡囊；3 肺泡；→ 结节状膨大

1. 肺泡上皮 由Ⅰ型肺泡细胞和Ⅱ型肺泡细胞组成。

（1）Ⅰ型肺泡细胞（type Ⅰ alveolar cell）：细胞扁平，覆盖肺泡表面积的 95% 左右，含核部分较厚，突向肺泡腔；无核部分细胞质薄，厚约 0.2 μm，参与构成气 – 血屏障，是进行气体交换的部位（图 16-10）。电镜下，细胞质内有较多的吞饮小泡，内有吞入的微小粉尘和表面活性物质。小泡将这些物质转运到间质内清除。肺泡上皮细胞之间有紧密连接和颗粒，Ⅰ型肺泡细胞无分裂增殖能力，损伤后由Ⅱ型肺泡细胞分化补充。

（2）Ⅱ型肺泡细胞（type Ⅱ alveolar cell）：位于Ⅰ型肺泡细胞之间，数量较Ⅰ型肺泡

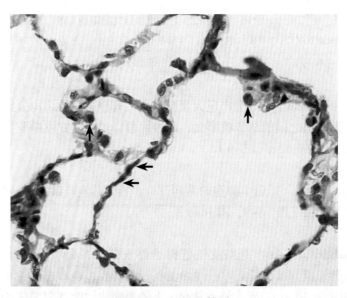

图 16-10 肺泡光镜图

← Ⅰ型肺泡细胞；↑Ⅱ型肺泡细胞

细胞多，但仅覆盖肺泡约 5% 的表面积。细胞较小，呈立方形或圆形，细胞核圆形，细胞质着色浅，顶端凸入肺泡腔（图 16-10）。电镜下，细胞质内除含一般的细胞器外，核上方有较多高电子密度的分泌颗粒，因颗粒内含同心圆或平行排列的板层结构，故称板层小体（lamellar body）。小体内容物为磷脂，以二棕榈酰卵磷脂为主。细胞将颗粒内物质释放出来，在肺泡上皮的表面铺展形成一层液体薄膜，称为表面活性物质（surfactant），有降低肺泡表面张力，稳定肺泡大小的重要作用（图 16-11）。呼气时肺泡缩小，表面活性物质密度增加，使表面张力降低，防止肺泡塌陷；吸气时肺泡扩张，表面活性物质密度减小，表面张力增大导致回缩力增大，可防止肺泡过度膨胀。某些早产儿其 II 型肺泡细胞尚未发育完善，不能产生表面活性物质，致使婴儿出生后肺泡不能扩张，呼吸困难，以致夭折。

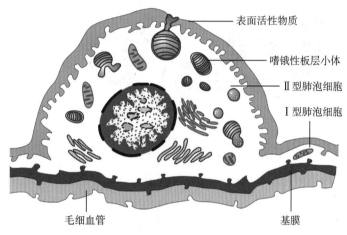

图 16-11　II 型肺泡细胞超微结构模式图

2. 肺泡隔（alveolar septum）　相邻肺泡之间的薄层结缔组织构成肺泡隔，属肺的间质（图 16-12）。其内有丰富的连续毛细血管和弹性纤维，其中的毛细血管网与肺泡壁相贴，并与 I 型肺泡细胞共同构成气 - 血屏障，进行气体交换。肺泡隔内的弹性纤维起回缩肺泡作用，如果弹性纤维退化变性或被破坏，肺泡弹性会减弱，影响肺的换气功能，吸烟可以加速退化进程。肺泡隔内还有成纤维细胞、巨噬细胞、浆细胞、肥大细胞、毛细淋巴管和神经纤维。

肺巨噬细胞（pulmonary macrophage）由血液中的单核细胞演化而来，数量较多，广泛分布于肺间质，以肺泡隔内最多。有的游走进入肺泡腔。肺巨噬细胞具有活跃的吞噬、免疫和产生多种生物活性物质的功能，起着重要的防御作用。肺巨噬细胞吞噬大量进入肺内的尘粒后，称为尘细胞（dust cell）。在心力衰竭导致肺淤血时，大量红细胞穿过毛细血管壁进入肺间质内，被肺巨噬细胞吞噬，此时肺巨噬细胞细胞质中含大量血红蛋白分解产物——含铁血黄素颗粒，称为心力衰竭细胞（heart failure cell）。吞噬了异物的肺巨噬细胞可沉积在肺间质内，也可从肺泡腔经呼吸道随黏液咳出，还可进入肺淋巴管，再迁移至肺门淋巴结。

3. 肺泡孔（alveolar pore）　是相邻肺泡之间气体流通的小孔（图 16-12），直径 10～15 μm，一个肺泡壁上可有一个或数个，可均衡肺泡间气体的含量。当某个终末细支气管

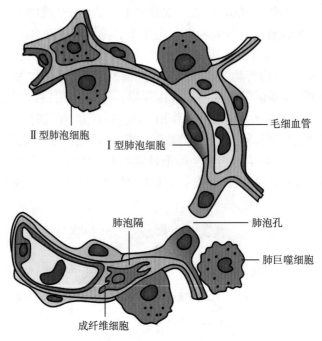

图 16-12　肺泡模式图

或呼吸性细支气管阻塞时，肺泡孔起侧支通气作用，防止肺泡萎陷。但在肺部感染时，肺泡孔也是细菌扩散的渠道。

4. 气 – 血屏障（air-blood barrier）　是肺泡内气体与血液内气体进行交换所通过的结构，由肺泡表面活性物质层、Ⅰ型肺泡细胞与基膜、薄层结缔组织、毛细血管基膜与连续内皮构成。有的部位无结缔组织，两层基膜融合。气 – 血屏障很薄，厚 $0.2 \sim 0.5\ \mu m$，有利于气体的快速交换。

数字课程学习

📥教学 PPT　　🅮习题

第十七章
泌 尿 系 统

泌尿系统（urinary system）包括肾、输尿管、膀胱及尿道。肾产生尿液，其余为排尿器官，参与调节整个机体水和电解质平衡、维持机体内环境稳定。此外，肾分泌肾素、前列腺素、促红细胞生成素等。

第一节 肾

肾（kidney）表面有致密结缔组织构成的被膜，肾实质分为皮质和髓质。在肾的冠状切面上，皮质在浅表，髓质由 10～18 个肾锥体（renal pyramid）组成。锥体尖端凸入肾小盏内，称肾乳头，其内的乳头管开口于肾小盏。锥体底部与皮质相接，从锥体底向皮质呈放射状走行的条纹称髓放线（medullary ray），髓放线之间的皮质称为皮质迷路（cortical labyrinth）。每条髓放线及其周围的皮质迷路称为肾小叶（renal lobule），一个肾锥体与其相连的皮质称为肾叶（renal lobe）。位于肾锥体间的皮质部分称肾柱（renal column）（图 17-1、图 17-2）。

肾由实质和间质两部分组成，肾实质由大量肾单位和集合管构成，肾间质是肾内的结缔组织，内含血管及神经。肾单位由肾小体和肾小管两部分组成，是尿液形成的结构和功能单位。肾小管汇入集合管，肾小管和集合管都是单层上皮构成的管道，与尿液形成有关，又统称为泌尿小

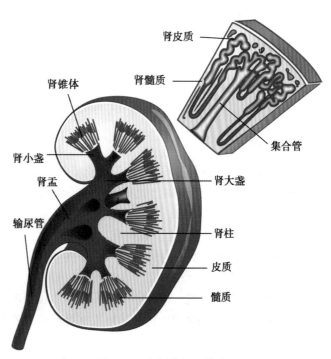

图 17-1　肾冠状切面模式图

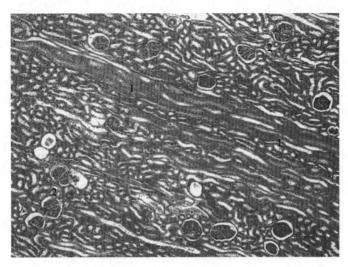

图 17-2 肾皮质光镜图

1 髓放线；2 皮质迷路

管（uriniferous tubule）。肾单位和集合管的分布是有规律的，肾小体和肾小管曲行部分位于皮质迷路和肾柱内，肾小管的直行部分与集合管位于髓放线和肾锥体内（表 17-1）。

表 17-1 肾实质的组成和分布

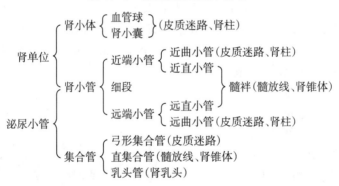

一、肾单位

肾单位（nephron）是肾的结构和功能单位，由肾小体和肾小管两部分组成，每个肾约有150 万个肾单位，它们与集合管共同行使泌尿功能。肾小体一端与肾小管相连，肾小管可分为近曲小管、近直小管、细段、远直小管和远曲小管 5 段，各段均有一定的分布及走向。近直小管、细段和远直小管三者构成"U"形的襻，称为髓襻（medullary loop）（图 17-3）。

根据肾小体在皮质中的位置不同，可将其分为浅表肾单位和髓旁肾单位。浅表肾单位的肾小体位于皮质浅层和中层，体积较小，髓襻短，数量多，约占肾单位总数的 85%，在尿液形成中起重要作用。髓旁肾单位的肾小体位于皮质深层，体积较大，髓襻长，数量较少，约占肾单位总数的 15%，对尿液浓缩具有重要的生理意义。

（一）肾小体

肾小体（renal corpuscle）呈球形，故又称肾小球，直径约 200 μm，由血管球及肾小囊两个部分构成。肾小体有两个极，血管出入端为血管极（vascular pole），另一端与近曲小管相连接，称尿极（urinary pole）。

1. 血管球（glomerulus）　是肾小囊内的一团盘曲的有孔毛细血管（图 17-4）。一条入球微动脉从血管极进入肾小囊后，反复分支，形成袢状毛细血管，血管袢之间有血管系膜支持。毛细血管网在近血管极处汇成一条出球微动脉，离开肾小囊。因此，血管球是一种动脉性毛细血管网，此处无物质交换功能。入球微动脉管径比出球微动脉粗，故血管球内的压力较一般毛细血管内的压力高。当血液流经血管球时，大量水分和小分子物质滤出血管壁而进入肾小囊。电镜下，血管球的毛细血管为有孔型，孔径 50~100 nm，多无隔膜，

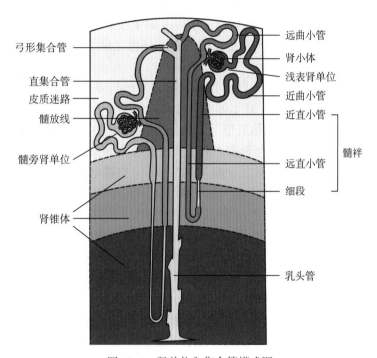

图 17-3　肾单位和集合管模式图

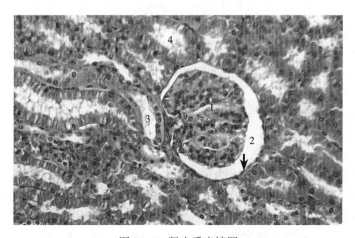

图 17-4　肾皮质光镜图

1 血管球；2 肾小囊腔；3 远曲小管；4 近曲小管；↓肾小囊壁层

161

有利于血液中物质滤出。此外，在内皮细胞的腔面还覆有一层带负电荷的细胞衣，其中富含唾液酸糖蛋白，对血液中物质有选择性通透作用。

血管球毛细血管基膜较厚，主要成分是Ⅳ型胶原蛋白、层黏连蛋白和蛋白多糖。Ⅳ型胶原蛋白连接其他糖蛋白，共同形成4~8 mm孔径的分子筛，在血液物质过滤中起主要作用。

血管系膜又称球内系膜（intraglomerular mesangium），位于血管球毛细血管之间，由球内系膜细胞和系膜基质组成（图17-5）。球内系膜细胞（intraglomerular mesangial cell）形态不规则，核染色深，细胞突起可伸至内皮与基膜之间，或经内皮细胞之间伸入毛细血管腔内。目前认为球内系膜细胞为特化的平滑肌细胞。球内系膜细胞能合成基膜和系膜基质，并吞噬和降解沉积在基膜上的免疫复合物，以维持基膜的通透性，参与基膜更新和修复。系膜基质填充在球内系膜细胞之间，在血管球内起支持和通透作用。

2. 肾小囊（renal capsule）　是肾小管起始部膨大凹陷而成的双层杯状上皮囊，外层（或称壁层）为单层扁平上皮，在肾小体尿极处与近曲小管上皮相连续，在血管极处上皮向内反折成为肾小囊的内层（或称脏层）。脏、壁两层之间的腔隙为肾小囊腔，囊腔内有肾小球滤液，即原尿，肾小囊腔与近曲小管腔直接相通（图17-4）。

肾小囊内层细胞形态特殊，称足细胞（podocyte）。扫描电镜下可见足细胞体积大，胞体突向肾小囊腔，从胞体伸出几个较大的初级突起，每个初级突起又分出许多指状的次级突起，相邻足细胞次级突起相互嵌合，形成栅栏状，紧贴在毛细血管基膜外面。次级突起间有宽约25 nm的裂隙，称为裂孔（slit pore），孔上覆以4~6 nm厚的裂孔膜（slit membrane）。突起内含较多微丝，微丝收缩可使突起移动，从而改变裂孔宽度（图17-5）。

肾小体以滤过方式形成原尿。肾小体犹如滤过器，当血液从入球微动脉流入血管球毛细血管时，由于管内血压较高，血浆内小分子物质透过有孔内皮、基膜和足细胞裂孔膜三层结构滤入肾小囊腔，这三层结构组成滤过膜（filtration membrane）或称滤过屏障（filtration barrier）（图17-5），一般情况下，相对分子质量70 000以下、直径4 nm以下的物质可通过滤过膜，其中又以带正电荷的物质易于通过，如多肽、葡萄糖、尿素、电解质和水等。滤入肾小囊腔的滤液称原尿，原尿除不含大分子的蛋白质外，其成分与血浆相似。在成人，每24 h双肾可产生原尿180 L（每分钟约125 mL）。在病理情况下，当滤过膜遭到损坏，大分子蛋白质甚至血细胞通过滤过膜漏出，形成蛋白尿或血尿。

（二）肾小管

肾小管（renal tubule）是单层上皮性小管。肾小管具有重吸收、分泌或排泄作用。肾小管分为近端小管、细段和远端小管3个部分，近端小管与肾小囊相连，远端小管连接集合管（图17-6）。

1. 近端小管（proximal tubule）　为肾小管中最粗、最长的一段，管径50~60 μm，长约14 mm，占肾小管总长的1/2。近端小管分曲部和直部，分别称为近曲小管和近直小管。

（1）近曲小管（proximal convoluted tubule）：上皮细胞呈锥形或立方形，核圆位于近基底部，细胞质嗜酸性，细胞界线不清，上皮细胞游离面有刷状缘（brush border）。

电镜下可见刷状缘为密集排列的微绒毛，极大地增加了细胞的表面积，有利于重吸

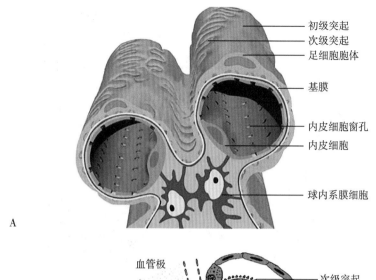

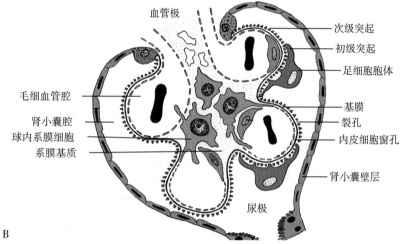

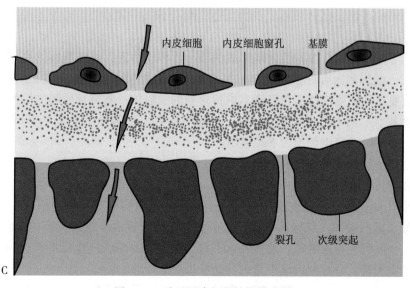

图 17-5 滤过屏障超微结构模式图

A. 立体模式图；B. 横切面模式图；C. 示意图

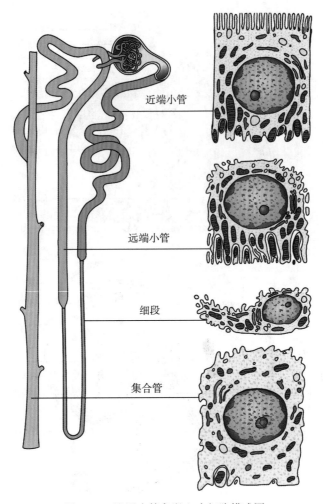

图 17-6 泌尿小管各段上皮细胞模式图

收。在微绒毛基部之间有细胞膜内陷形成的顶小管和顶小泡，是细胞吞饮原尿中小分子蛋白质的方式。细胞侧面有许多侧突，相邻细胞的侧突相互嵌合，故光镜下细胞分界不清。细胞基部有发达的质膜内褶，含有许多纵行排列的线粒体，侧突及质膜内褶使细胞侧面及基底面面积扩大，有利于重吸收物的排出（图 17-7）。细胞基部质膜上具有丰富的 Na^+-K^+-ATP 酶（钠泵），可将细胞内 Na^+ 泵出。

（2）近直小管：其结构与曲部基本相似，但上皮细胞较矮，微绒毛、侧突和质膜内褶等不如曲部发达。

近端小管具有良好的吸收结构基础，是原尿重吸收的重要场所。原尿中全部的葡萄糖、氨基酸、蛋白质和大部分水均在此重吸收。此外，近端小管还向腔内分泌代谢产物，如 H^+、NH_3、肌酐和马尿酸等，并能转运和排出血液中的酚红、青霉素等药物。临床上常利用酚红排泄试验，来检测近端小管的功能状态。

2. 细段（thin segment） 管径细，直径 10～15 μm，管壁为单层扁平上皮，细胞含核部分突向管腔，细胞质着色较浅，无刷状缘。由于细段上皮薄，有利于水和离子通透。

3. 远端小管（distal tubule） 包括远直小管和远曲小管（图 17-8）。管腔大而规则，上皮细胞呈立方形，比近端小管细胞小，核位于近腔侧，染色较浅，细胞界线较清楚，游离面无刷状缘。

（1）远直小管：管径约 30 μm。电镜下，上皮细胞腔面仅有少量微绒毛。基底部质膜内褶发达，长的内褶可达细胞顶部，褶间细胞质内有纵行排列的大而长的线粒体。基底部质膜上有丰富的 Na^+-K^+-ATP 酶，能主动向间质内转运 Na^+。

（2）远曲小管（distal convoluted tubule）：直径 35~45 μm，其超微结构与直部相似，但质膜内褶和线粒体不如直部发达。远曲小管是离子交换的重要部位，细胞有吸收水、

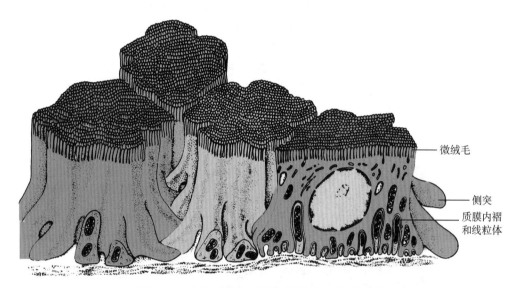

微绒毛

侧突

质膜内褶
和线粒体

图 17-7　近曲小管上皮细胞超微结构立体模式图

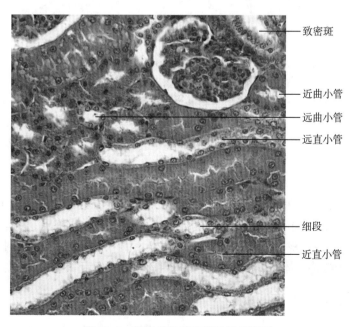

致密斑

近曲小管

远曲小管

远直小管

细段

近直小管

图 17-8　肾皮质迷路和髓放线光镜图

Na⁺和排出 K⁺、H⁺、NH₃等功能，对维持体液的酸碱平衡起重要作用。它的功能活动受醛固酮和抗利尿激素的调节，醛固酮促进其重吸收 Na⁺和排出 K⁺；抗利尿激素促进其对水的重吸收，使尿液浓缩，尿量减少。

二、集合管

集合管（collecting tubule）全长 20～38 mm，分为弓形集合管、直集合管和乳头管三段。弓形集合管短，呈弓形，位于皮质迷路内，一端与远曲小管相接，另一端与直集合管相通。直集合管在肾锥体内下行至锥体乳头处，改称乳头管，开口于肾小盏。集合管的管径由细逐渐变粗，随着管径增粗，管壁上皮由单层立方上皮逐渐增高为单层柱状上皮，至乳头管处为高柱状上皮。集合管的上皮细胞细胞质着色浅，比较清亮，细胞界线清晰，核圆形，位于细胞中央（图 17-9）。细胞的超微结构简单，细胞器少，游离面有少量微绒毛，也有少量侧突和短小的质膜内褶。集合管也受醛固酮和抗利尿激素调节，从而进一步重吸收水和交换离子，使原尿进一步浓缩。此外，集合管还受心房钠尿肽的调节，减少对水的重吸收，导致尿量增多。

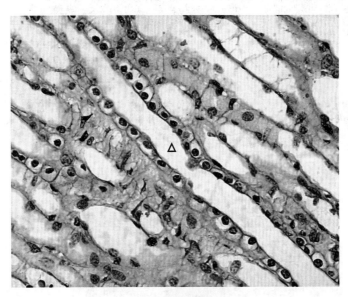

图 17-9　肾髓质光镜图
△集合管

综上所述，肾小体形成的原尿，经肾小管各段后其中 99% 左右的水分、营养物质和无机盐等被重新吸收入血液，部分离子也在此进行了交换；同时，肾小管上皮还主动分泌和排泄出机体的部分代谢物质。最后经集合管进一步浓缩形成终尿，经乳头管排入肾小盏。终尿量仅为原尿的 1% 左右，每天排出 1～2 L。肾在泌尿过程中不仅排出了机体的代谢废物，而且对于维持机体水、电解质平衡和内环境的稳定起了重要作用。

三、球旁复合体

球旁复合体（juxtaglomerular complex）又称肾小球旁器（juxtaglomerular apparatus），

由球旁细胞、致密斑和球外系膜细胞组成，位于肾小体血管极处，大致呈三角形（图 17-10）。致密斑为三角形的底，入球微动脉和出球微动脉为三角区的两边，球外系膜细胞位于三角区中心。

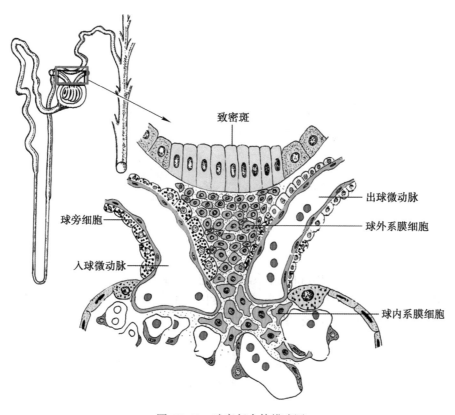

图 17-10　球旁复合体模式图

（一）球旁细胞

入球微动脉行至近肾小体处，管壁中的平滑肌转变为上皮样细胞，称球旁细胞（juxtaglomerular cell）。胞体较大，呈立方形，核大而圆，细胞质弱嗜碱性。电镜下，细胞内肌丝少，粗面内质网、高尔基复合体发达，有较多分泌颗粒，呈均质状，内含肾素（renin）。

肾素是一种蛋白水解酶，能使血浆中血管紧张素原变成血管紧张素 I，后者在肺血管内皮细胞分泌的转换酶作用下转变为血管紧张素 II。两者均可使血管平滑肌收缩而升高血压，增强滤过作用；另外，血管紧张素还促使肾上腺皮质分泌醛固酮，促进远曲小管和集合管重吸收 Na^+ 和排出 K^+，同时伴有水的进一步重吸收，致血容量增大，血压升高。肾素 - 血管紧张素系统是机体维持血压的重要机制之一。

$$血管紧张素原 \xrightarrow{肾素} 血管紧张素 I \xrightarrow{转换酶} 血管紧张素 II$$

（二）致密斑

致密斑（macula densa）是远端小管靠近血管极一侧的上皮细胞形成的椭圆形小斑（图 17-10、图 17-11）。细胞高柱状，排列紧密，核椭圆形，位于细胞顶部。致密斑的基

167

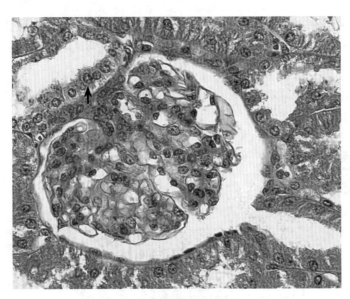

图 17-11 致密斑光镜图

↑致密斑

膜不完整，可与邻近的球旁细胞和球外系膜细胞连接。致密斑是一种离子感受器，可感受远端小管内滤液中 Na^+ 浓度的变化。当 Na^+ 浓度降低时，致密斑将信息传递给球旁细胞，促使其分泌肾素，增强远端小管和集合管对 Na^+ 的重吸收。

（三）球外系膜细胞

球外系膜细胞（extraglomerular mesangial cell）又称极垫细胞（polar cushion cell）。球外系膜与球内系膜相延续，球外系膜细胞的形态结构也与球内系膜细胞相似，并与球旁细胞、球内系膜细胞之间有缝隙连接。因此认为，它在球旁复合体的功能活动中，可能起信息传递作用。

四、肾间质

肾间质为肾内的少量结缔组织，含有血管、神经等。肾间质除一般的结缔组织成分外，其中有一种特殊的间质细胞（interstitial cell），细胞呈星形，有许多长突起，细胞内含有脂滴。间质细胞能合成间质内的纤维和基质，还能产生前列腺素。前列腺素可舒张血管，促进周围血管内的血液流动，加快重吸收水分的转运，从而促进尿液浓缩。此外，间质细胞能产生促红细胞生成素，刺激骨髓中红细胞生成。

五、肾的血液循环

肾动脉入肾门后分支成行走于肾锥体之间的叶间动脉，叶间动脉在肾锥体底部皮质和髓质分界处形成弓形动脉。弓形动脉发出行走于皮质迷路内的小叶间动脉。小叶间动脉分支形成入球微动脉进入肾小体，形成血管球。浅表肾单位的出球微动脉离开肾小体后形成球后毛细血管网，分布在肾小管周围。毛细血管依次汇合形成小叶间静脉、弓形静脉和叶间静脉，与动脉伴行，由肾静脉经肾门出肾。髓旁肾单位的出球微动脉不仅形成球后毛细血管网，还发出直小动脉进入髓质，与折返的直小静脉形成血管袢，与髓袢伴行，直小静脉汇入弓形静脉。

肾的血液循环特点：①血流量大，流速快，约占心排血量的1/4。②90%的血液供应皮质，进入肾小体后被滤过。③入球微动脉比出球微动脉粗，血管球内压高，有利于滤过。④形成两次毛细血管网，即入球微动脉形成血管球，出球微动脉在肾小管周围形成球后毛细血管网。⑤髓质内的直小血管祥与髓祥伴行，有利于肾小管和集合管的重吸收和尿液浓缩。

第二节　排　尿　管　道

排尿管道包括输尿管、膀胱和尿道。其组织结构基本相似，均由黏膜、肌层和外膜组成，其中黏膜由上皮和固有层构成，上皮是变移上皮。

一、输尿管

输尿管（ureter）黏膜形成许多纵行皱襞，管腔呈星形。变移上皮有 4 ~ 5 层细胞。固有层为结缔组织。上 2/3 段的肌层为内纵、外环两层平滑肌，下 1/3 段肌层增厚，为内纵、中环和外纵三层（图 17–12）。外膜为疏松结缔组织。

二、膀胱

膀胱（bladder）黏膜有许多皱襞，皱襞在膀胱充盈时减少或消失。黏膜上皮为变移上皮，其细胞层次及形态随膀胱的功能状态而发生变化。当膀胱空虚时，上皮细胞厚 8 ~ 10 层，表层盖细胞大，呈立方形；膀胱充盈时上皮变薄，仅为 3 ~ 4 层细胞，盖细胞变扁（图 17–13）。肌层厚，由内纵、中环、外纵三层平滑肌组成，中层环行平滑肌在尿道内口处增厚为括约肌。外膜大多为纤维膜，仅膀胱顶部为浆膜。

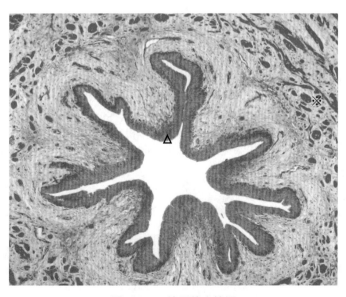

图 17–12　输尿管光镜图

△变移上皮；※肌层

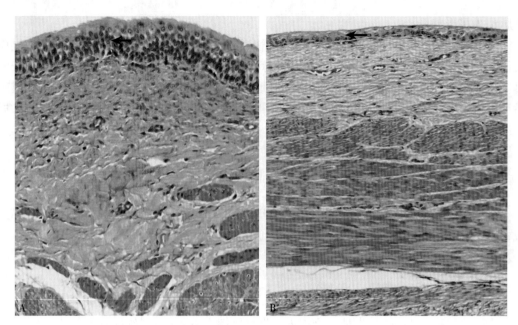

图 17–13 膀胱空虚状态（A）和充盈状态（B）光镜图

← 变移上皮

数字课程学习

📥 教学 PPT   ℮ 习题

第十八章
男性生殖系统

男性生殖系统（male reproductive system）由睾丸、生殖管道、附属腺和外生殖器组成。睾丸能产生精子，还可分泌雄性激素。生殖管道包括附睾、输精管、射精管和尿道，可营养精子，促进精子的成熟，并具有贮存和排出精子的作用。附属腺包括前列腺、精囊和尿道球腺。生殖管道与附属腺的分泌物与精子共同构成精液。

第一节 睾 丸

睾丸（testis）是实质性器官，表面覆盖着浆膜，即鞘膜脏层，深部是致密结缔组织构成的白膜，白膜在睾丸后缘处增厚形成睾丸纵隔。纵隔的结缔组织呈放射状伸入睾丸实质，将其分成约250个锥形小叶，每个小叶内有1~4条细长弯曲的生精小管。生精小管在近睾丸纵隔处变为短而直的直精小管，直精小管进入睾丸纵隔后相互吻合，形成睾丸网（图18-1）。

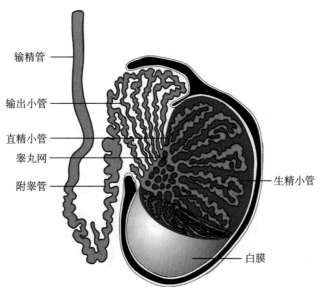

图 18-1 睾丸与附睾模式图

一、生精小管

成人生精小管（seminiferous tubule）长 30～70 cm，直径 150～250 μm，管壁厚 60～80 μm，由特殊的生精上皮（spermatogenic epithelium）构成。生精上皮由支持细胞和 5～8 层生精细胞（spermatogenic cell）组成。上皮基膜较厚，外侧有胶原纤维和肌样细胞。肌样细胞呈梭形，收缩时有助于精子排出（图 18-2、图 18-3）。

（一）生精细胞

生精细胞自生精上皮基底面至腔面，依次有精原细胞、初级精母细胞、次级精母细胞、精子细胞和精子。从精原细胞发育至精子的过程称精子发生，历经精原细胞增殖、精母细胞减数分裂和精子形成 3 个阶段，约需 64 天。

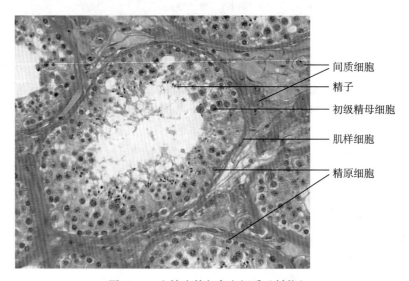

图 18-2　生精小管与睾丸间质（低倍）

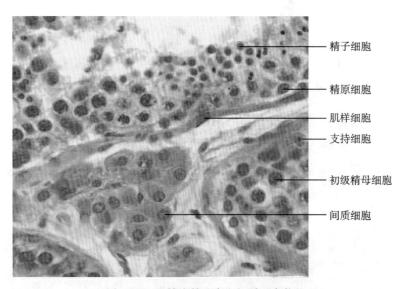

图 18-3　生精小管和睾丸间质（高倍）

1. 精原细胞（spermatogonium） 紧贴基膜，圆形或卵圆形，直径约 12 μm。精原细胞分为 A 型和 B 型。A 型精原细胞核呈圆形或卵圆形，染色质深染，核中央常见浅染区。A 型精原细胞是生精细胞中的干细胞，不断地分裂增殖，形成的子细胞一部分继续作为干细胞，另一部分则分化为 B 型精原细胞。B 型精原细胞核圆形，着色浅，核仁明显，核膜上附有较粗的染色质颗粒。B 型精原细胞经过数次分裂后，分化为初级精母细胞。

2. 初级精母细胞（primary spermatocyte） 位于精原细胞内侧，圆形，体积较大，直径约 18 μm。细胞核大而圆，核型为 46，XY。初级精母细胞经过 DNA 复制后（4nDNA），进行第一次减数分裂，形成两个次级精母细胞。由于第一次减数分裂的分裂间期和前期历时较长，所以在生精小管切片中可见到数层不同发育阶段的初级精母细胞。

3. 次级精母细胞（secondary spermatocyte） 位于初级精母细胞内侧，直径约 12 μm。核圆形，染色较深，核型为 23，X 或 23，Y（2nDNA）。次级精母细胞无需进行 DNA 复制，迅速进入第二次减数分裂，产生 2 个精子细胞，核型为 23，X 或 23，Y（1nDNA）。减数分裂仅见于生殖细胞，分裂时，染色体只复制 1 次，细胞连续分裂 2 次，染色体数目最终减少 1/2。

4. 精子细胞（spermatid） 位于近腔面，直径约 8 μm，核圆形，染色质细密。精子细胞不再分裂，而是经过复杂的变态反应，逐渐由圆形转变为蝌蚪状的精子，这个过程称精子形成（图 18-4）。其主要变化是：①核变长并移向细胞的一侧，染色质高度浓缩，形成精子头部的主要结构；②由高尔基复合体形成顶体（acrosome），覆盖在核的头端；③中心粒迁移到顶体对侧，并发出轴丝，成为精子尾部（或称鞭毛）的主要结构；④线粒体聚集在轴丝近段周围，缠绕成螺旋形的线粒体鞘；⑤在细胞核、顶体和轴丝表面仅覆有细胞膜和少量细胞质，多余的细胞质汇聚于尾侧，形成残余体，最后脱落。

5. 精子（spermatozoon） 形似蝌蚪，长约 60 μm，分为头部和尾部（图 18-4、图 18-5）。头部嵌在支持细胞顶部细胞质中，尾部游离于生精小管腔内。头部长 4~5 μm，正面观呈卵圆形，侧面观呈梨形。头内有一个高度浓缩的细胞核，核的前 2/3 有顶体覆盖。顶

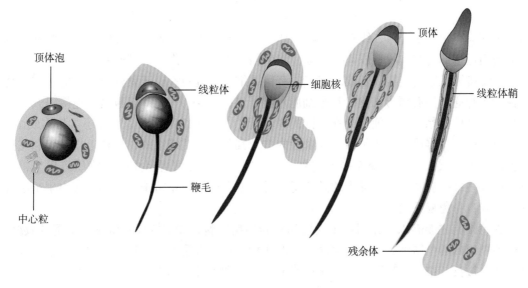

图 18-4　精子形成示意图

体是特殊的溶酶体，内含多种水解酶，如顶体酶、透明质酸酶、酸性磷酸酶等，在受精中发挥重要作用。尾部又称鞭毛，长约55 μm，分为颈段、中段、主段和末段四部分。颈段短，主要含有中心粒。中心粒发出轴丝，由9+2排列的微管组成，构成整个尾部的轴心，是精子运动的主要装置。在中段，轴丝外侧有9根纵行外周致密纤维，对轴丝起支持和保护作用；外周致密纤维的外侧再包一圈线粒体鞘，为鞭毛的摆动提供能量。主段最长，外周致密纤维外无线粒体鞘，仅有纤维鞘。末段较短，仅有轴丝。

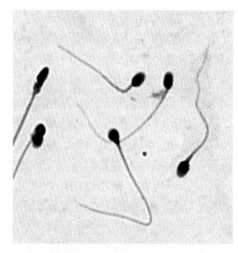

图18-5　男性精液涂片

　　精原细胞发育为精子，需（64±4.5）天。一个精原细胞分裂分化所产生的各级生精细胞，其细胞质并未完全分开，由细胞质桥相连，形成一个同步发育的同源细胞群。但从整条生精小管来看，精子发生是不同步的。因此在睾丸组织切片上，可见同一条生精小管的不同断面有不同发育阶段的生精细胞组合。

　　在有生育力男子的精液中，常存在一定数量的畸形精子，如双头、双核、无尾、短尾、顶体异常等，其原因不明。足量正常的精子是受精的必要条件，如果在精子发生和形成过程中，受到感染、创伤、高温、辐射等影响，畸形精子的数量超过40%，可导致男性不育。

　　（二）支持细胞

　　支持细胞（sustentacular cell）又称Sertoli细胞，数量较少，每个生精小管的横断面上常可看到8~11个支持细胞（见图18-3）。光镜下，支持细胞轮廓不清，只能根据细胞核的形态进行辨认。支持细胞的核常呈卵圆形或三角形，染色质稀疏，着色浅，核仁明显。电镜下，细胞呈不规则长锥形，基底面附着在基膜上，游离面伸达管腔。细胞侧面和游离面有许多不规则的凹陷，凹陷内镶嵌着各级生精细胞。细胞质内有丰富的滑面内质网、粗面内质网、高尔基复合体、线粒体和溶酶体，并富有微丝、微管及其他细胞器。相邻支持细胞侧面近基部的细胞膜形成紧密连接，将生精上皮分成两部分：基底室和近腔室。基底室位于支持细胞紧密连接和基膜之间，内有精原细胞；近腔室位于紧密连接上方，与生精小管管腔相通，内有精母细胞、精子细胞和精子（图18-6）。支持细胞紧密连接隔开了精原细胞和其他生精细胞，使之处在不同的微环境中。支持细胞的紧密连接还参与构成血-睾屏障。血-睾屏障的组成包括毛细血管内皮及其基膜、结缔组织、生精上皮基膜和支持细胞的紧密连接，其中紧密连接最重要。血-睾屏障一方面可阻止某些物质进出生精上皮，形成并维持有利于精子发生的微环境，另一方面还能防止精子抗原物质逸出生精小管外而引发自身免疫反应。

　　支持细胞主要有以下作用：①支持和营养生精细胞。②支持细胞微丝和微管的收缩，可使不断成熟的生精细胞向腔面移动，并促使精子释放入管腔。③精子成熟后脱落的残余细胞质，被支持细胞吞噬和消化。④在卵泡刺激素和雄激素的作用下，支持细胞合成和分泌雄激素结合蛋白，这种蛋白可与雄激素结合，以保持生精小管内有较高浓度的雄激素，

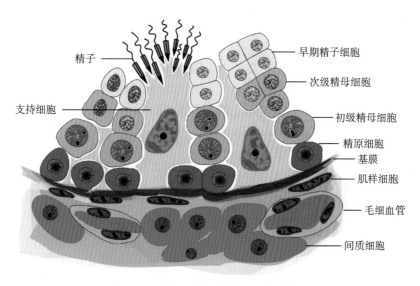

图 18-6　生精细胞与支持细胞关系模式图

促进精子发生；支持细胞还能分泌抑制素，释放入血，可抑制垂体分泌卵泡刺激素。⑤参与构成血 – 睾屏障。

二、睾丸间质

睾丸间质位于生精小管之间，为富含血管和淋巴管的疏松结缔组织，含有间质细胞（interstitial cell），又称 Leydig 细胞（见图 18-3、图 18-6）。细胞常成群分布，圆形或多边形，核圆，居中，细胞质嗜酸性，电镜下具有类固醇激素分泌细胞的超微结构特征。从青春期开始，睾丸间质细胞在黄体生成素刺激下分泌雄激素。雄激素是类固醇激素，可促进精子发生、男性生殖器官发育，以及维持第二性征和性功能。

三、直精小管和睾丸网

生精小管在近睾丸纵隔处变成直而短的较细管道，称直精小管，管壁上皮为单层立方或矮柱状上皮，无生精细胞。直精小管进入睾丸纵隔后分支并吻合成网，称为睾丸网，管腔大而不规则，由单层立方上皮组成。精子经直精小管和睾丸网出睾丸。

第二节　生 殖 管 道

一、附睾

附睾位于睾丸的后外侧，分头、体、尾三部分，头部主要由 8~12 根弯曲的输出小管组成，体部和尾部由一条高度盘曲的附睾管组成。输出小管（efferent duct）由睾丸网发出，上皮由高柱状纤毛细胞及低柱状细胞相间排列构成，故管腔不规则（图 18-7）。高柱状细胞游离面有大量纤毛，纤毛向附睾方向摆动促使精子运送，还可分泌液体参与精液组成。低柱状细胞游离面有微绒毛，细胞质中含大量溶酶体及吞饮小泡，有吸收和消化管腔内物质的作用。输出小管远端与附睾管相连。

　　附睾管（epididymal duct）长 4 ~ 6 m，极度盘曲，管腔内充满精子和分泌物。附睾管腔面规则，上皮为假复层纤毛柱状上皮，由主细胞和基细胞组成（图 18-8）。主细胞在附

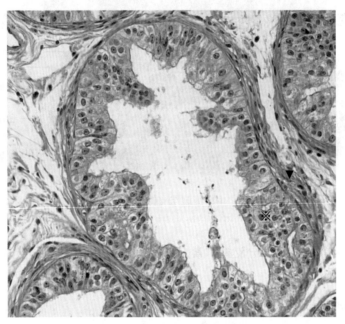

图 18-7　附睾输出小管光镜图

※ 示上皮，▼示平滑肌

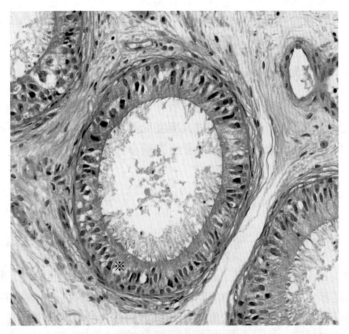

图 18-8　附睾管光镜图

※ 示假复层纤毛柱状上皮

睾管起始段为高柱状，而后逐渐变低，至末段转变为立方形，游离面可见成簇排列的粗而长的静纤毛。细胞可分泌肉毒碱、甘油磷酸胆碱和唾液酸等物质，促进精子成熟。主细胞近腔面处有紧密连接，参与构成血-附睾屏障，能保护成熟中的精子不受外界干扰，并将精子与免疫系统隔离。基细胞矮小，呈锥形，位于上皮深层。上皮周围有薄层平滑肌和富含血管的疏松结缔组织。附睾管远端与输精管相连。

精子在附睾内停留8~17天，经过一系列的变化获得运动能力，成为功能成熟的精子。附睾的功能异常也会影响精子的成熟，导致不育。

二、输精管

输精管腔小壁厚，管壁由内而外分为黏膜、肌层和外膜（图18-9）。黏膜表面为较薄的假复层柱状上皮，固有层为富含弹性纤维的结缔组织。肌层厚，由内纵、中环和外纵三层平滑肌组成。射精时，肌层强力收缩，可将精子快速排出。

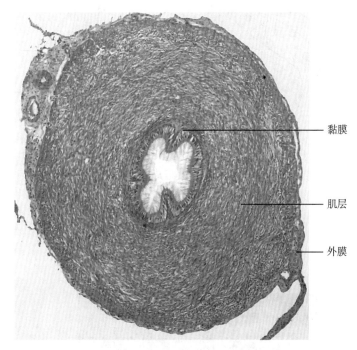

图18-9 输精管光镜图（低倍）

第三节 附 属 腺

附属腺的分泌物和生殖管道的分泌物及精子共同组成精液（semen）。成年男性每次射精量为3~5 mL，每毫升精液含1亿~2亿个精子；若每毫升的精子数低于400万个，可导致不育症。

一、前列腺

前列腺呈栗形，环绕于尿道起始段。其被膜与支架组织均由富含弹性纤维和平滑肌纤维的结缔组织组成。腺实质可分 3 个带（图 18-10）：尿道周带（又称黏膜腺）、内带（又称黏膜下腺）和外带（又称主腺）。腺实质主要由 30～50 个复管泡状腺组成，有 15～30 条导管开口于尿道精阜的两侧。腺分泌部由单层立方、单层柱状及假复层柱状上皮构成，故腺腔不规则（图 18-11）。腔内可见分泌物浓缩形成的圆形嗜酸性板层状小体，称前列腺凝固体（prostatic concretion），随年龄的增长而增多，甚至钙化成为前列腺结石。进入青春期后，前列腺在雄激素的刺激下分泌活动增强，分泌物为稀薄的乳白色液体，富含酸性磷酸酶和纤维蛋白溶酶、柠檬酸和锌等物质。慢性前列腺炎易出现纤维蛋白溶酶异常，影响精子的运动及受精能力。老年时，雄激素分泌减少，前列腺逐渐萎缩。但有些老年人的前列腺反而增生肥大，前列腺的肥大可压迫尿道，造成排尿困难。

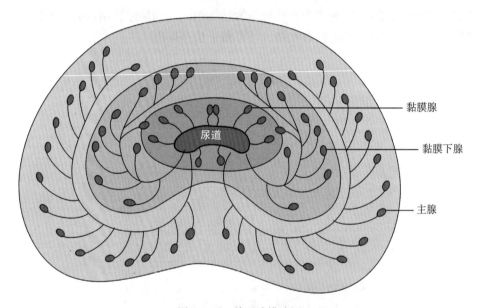

图 18-10　前列腺模式图

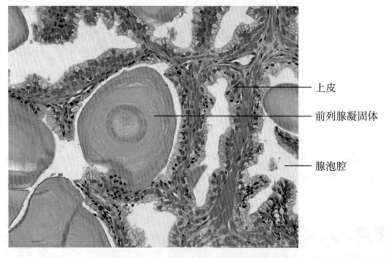

图 18-11　前列腺光镜图（低倍）

二、精囊

精囊是一对盘曲的囊状器官，管壁由内向外为黏膜、肌层和外膜。黏膜向腔内突起形成高大的皱襞，表面覆盖假复层柱状上皮，细胞质内含有许多分泌颗粒和黄色的脂色素。黏膜外有薄层平滑肌和结缔组织外膜。精囊可分泌淡黄色弱碱性液体，内含果糖。前列腺素等成分。

三、尿道球腺

尿道球腺是一对豌豆状的复管泡状腺。上皮为单层立方或单层柱状上皮。腺体分泌的黏液于射精前排出，以润滑尿道。

第四节　阴　茎

阴茎主要由 2 条阴茎海绵体和 1 条尿道海绵体构成，外面包以白膜和皮肤。海绵体主要由富含平滑肌的结缔组织小梁和血窦构成，螺旋动脉穿行于小梁中，与血窦连通。静脉多位于海绵体周边白膜下方。白膜为富含胶原纤维的致密结缔组织，韧性强，可限制海绵体及血窦过度扩张。一般情况下，流入血窦的血液很少，海绵体柔软。当大量血液流入血窦时，血窦充血而胀大，使白膜下的静脉受压，血液回流短时受阻，海绵体变粗变硬，阴茎勃起。

数字课程学习

⬇教学 PPT　ⓔ习题

第十九章
女性生殖系统

女性生殖系统（female reproductive system）包括卵巢、输卵管、子宫、阴道和外生殖器。卵巢是产生卵细胞、分泌女性激素的器官，输卵管是输送生殖细胞及受精的部位，子宫是产生月经和孕育胎儿的场所。乳腺可产生乳汁，哺育婴儿，故列入本章叙述。女性生殖器官有明显的年龄变化，青春期前发育迟缓，青春期后迅速发育成熟，卵巢开始排卵并分泌女性激素，子宫内膜出现周期性变化，乳房增大，具有生育能力。进入更年期后，女性生殖器官功能逐渐减退，绝经期后，卵巢不再排卵。

第一节 卵 巢

卵巢表面为单层立方或扁平的表面上皮，上皮下方为薄层致密结缔组织构成的白膜。卵巢实质由周边的皮质和中央的髓质构成。皮质较厚，可见不同发育阶段的卵泡、黄体、白体等，这些结构之间有特殊的结缔组织，除结缔组织的一般结构外，还含有低分化的基质细胞及散在的平滑肌纤维。髓质较少，有许多迂曲的血管和淋巴管。靠近卵巢门处的结缔组织中有少量上皮样细胞，称门细胞（hilus cell），其结构和功能类似睾丸间质细胞，可分泌雄激素。卵巢的血管、神经、淋巴管均由门部出入。

一、卵泡的发育与成熟

卵泡主要由卵母细胞和卵泡细胞组成，呈球形。出生时双侧卵巢有 70 万～200 万个卵泡，以后逐渐减少，至青春期约余 4 万个。自青春期开始，在垂体分泌的促性腺激素的作用下，卵泡陆续开始发育，每个月经周期有 15～20 个卵泡生长发育，但通常只有一个卵泡成熟并排卵，双侧卵巢交替排卵。女性一生约排 400 个卵，其余卵泡于不同发育阶段相继退化。绝经期后，排卵停止。卵泡的发育可分为原始卵泡、初级卵泡、次级卵泡和成熟卵泡四个阶段（图 19-1）。

（一）原始卵泡

原始卵泡（primordial follicle）位于皮质浅层，数量多，体积小，由中央一个初级卵母细胞和周围一层扁平的卵泡细胞构成（图 19-2）。初级卵母细胞呈圆形，体积较大，直径 30～40 μm，细胞质嗜酸性，核大而圆，着色浅，核仁明显。电镜下，细胞质中可见较

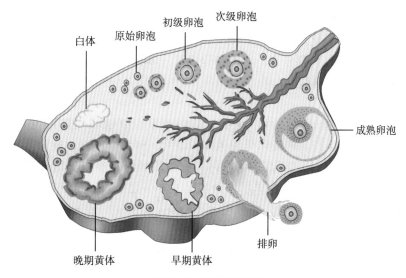

白体　原始卵泡　初级卵泡　次级卵泡

成熟卵泡

排卵

晚期黄体　早期黄体

图 19-1　卵巢模式图

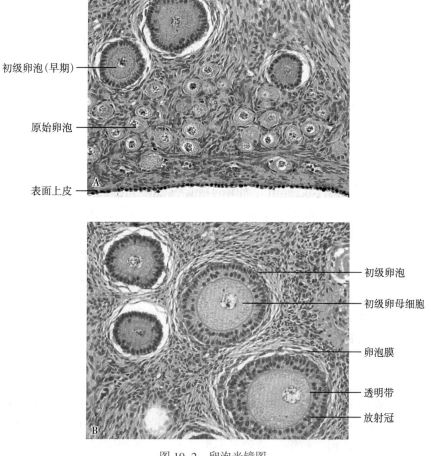

初级卵泡（早期）

原始卵泡

表面上皮

A

初级卵泡

初级卵母细胞

卵泡膜

透明带

放射冠

B

图 19-2　卵泡光镜图

A. 低倍；B. 高倍

多线粒体、板层状排列的滑面内质网和高尔基复合体等。初级卵母细胞在胚胎时期由卵原细胞（oogonia）分裂分化形成，并长期（12~50年不等）停滞在第一次减数分裂前期，直至排卵前才完成第一次减数分裂。卵泡细胞扁平，体积较小，核扁圆形，着色较深。原始卵泡与结缔组织之间有基膜。

（二）初级卵泡

从青春期开始，在卵泡刺激素（FSH）的作用下，原始卵泡陆续发育为初级卵泡（primary follicle）（图19-2）。初级卵母细胞体积增大，粗面内质网、核糖体等增多；在靠近质膜的细胞质中出现电子密度高的溶酶体，称皮质颗粒，参与受精过程。卵泡细胞增生，由扁平变为立方形或柱状，由单层变为多层（5~6层）；最靠近初级卵母细胞的一层卵泡细胞为柱状，呈放射状排列，称放射冠（corona radiata）。在初级卵母细胞与放射冠之间出现一层均质状、折光性强的嗜酸性膜，称透明带（zona pellucida，ZP）。透明带是由初级卵母细胞和卵泡细胞共同分泌的糖蛋白构成的。构成透明带的糖蛋白有三种，即ZP1、ZP2和ZP3。其中ZP3为精子受体，在受精过程中，对卵细胞与精子的相互识别和特异性结合具有重要意义。电镜下，可见卵泡细胞的突起伸入透明带与初级卵母细胞的微绒毛或细胞膜接触，并有缝隙连接。卵泡细胞可以通过缝隙连接向初级卵母细胞传递与其发育有关的信息分子和营养物质。

（三）次级卵泡

次级卵泡（secondary follicle）由初级卵泡发育而来。初级卵母细胞体积进一步增大。卵泡细胞增至6~12层，开始分泌少量液体，与卵泡外毛细血管的渗出液一起，积聚在细胞之间，形成一些小的腔隙，这些小腔隙逐渐融合成一个大腔，称为卵泡腔（follicular antrum），腔内充满卵泡液。卵泡液含有雌激素及多种营养成分和生物活性物质，对卵泡的发育成熟有重要作用。随着卵泡液增多，卵泡腔扩大，初级卵母细胞、透明带、放射冠及其周围的卵泡细胞突入卵泡腔内形成卵丘（cumulus oophorus）。卵泡腔周围的数层卵泡细胞形成卵泡壁，称颗粒层（stratum granulosum），此处的卵泡细胞改称颗粒细胞（granulosa cell）。在卵泡生长过程中，周围的基质细胞向卵泡聚集，与结缔组织一起增生并围绕卵泡，形成卵泡膜（theca folliculi）（图19-3）。卵泡膜分化为内、外两层，内层毛细血管丰富，基质细胞分化为梭形或多边形的膜细胞（theca cell），具有类固醇激素分泌细胞的特征；外层主要是结缔组织，血管较少，含有环行排列的胶原纤维和平滑肌纤维。膜细胞可合成雄激素，雄激素穿过基膜，在颗粒细胞内转化为雌激素。故雌激素是由膜细胞和颗粒细胞联合产生的。雌激素少量进入卵泡液，大部分进入血液循环，调节子宫、输卵管等靶器官的生理活动。

初级卵泡和次级卵泡合称为生长卵泡（growing follicle）。具有卵泡腔的卵泡又称囊状卵泡。

（四）成熟卵泡

成熟卵泡（mature follicle）是卵泡发育的最后阶段。成熟卵泡体积显著增大，直径可超过2 cm，向卵巢表面突出。此时的初级卵母细胞直径可达125~150 μm，卵泡液急剧增多，卵泡腔急剧增大，但颗粒细胞的数目不再增加，故卵泡壁越来越薄。在排卵前36~48 h内，初级卵母细胞完成第一次减数分裂，形成1个次级卵母细胞（secondary oocyte）和1个第一极体。第一极体很小，含细胞核与极少量细胞质，位于次级卵母细胞与透明带

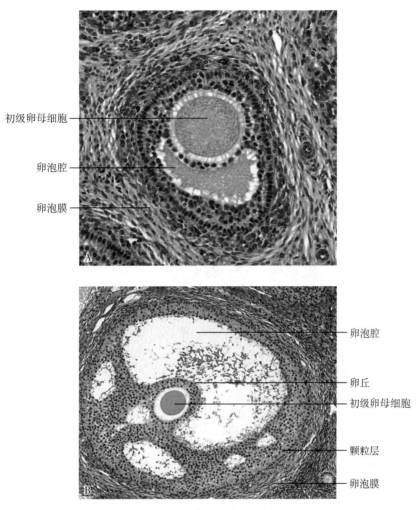

图 19-3 次级卵泡光镜图

A. 早期；B. 晚期

之间的卵周隙内。次级卵母细胞迅即进入第二次减数分裂，并停滞于分裂中期。

二、排卵

在月经周期的第 14 天左右，成熟卵泡破裂，次级卵母细胞连同透明带、放射冠和卵泡液一起从卵巢排出的过程称排卵（ovulation）。排卵前，成熟卵泡向卵巢表面突出可达1 cm，使局部卵泡壁、卵泡膜、白膜变薄缺血，形成卵泡小斑；卵丘与卵泡壁分离，漂浮在卵泡液中。排卵时，卵泡小斑处的组织被透明质酸酶和蛋白水解酶分解而破裂，卵泡膜外层的平滑肌纤维收缩，最终次级卵母细胞、透明带和放射冠随着卵泡液一起从卵巢排出，被输卵管伞摄入，并停留在输卵管壶腹部。次级卵母细胞若未在排卵后 24 h 内受精，则退化消失；若受精，则继续完成第二次减数分裂，形成 1 个成熟的卵细胞（ovum）和1 个第二极体。经过 2 次减数分裂后的卵细胞，染色体数目减半，从二倍体（46，XX）变为单倍体（23，X）。

三、黄体

排卵后，残留在卵巢内的卵泡壁塌陷，卵泡膜内的血管和结缔组织伸入颗粒层，逐渐演化成一个具有内分泌功能的细胞团，新鲜时为黄色，称为黄体（corpus luteum）。其中的颗粒细胞分化为颗粒黄体细胞（granular lutein cell），膜细胞则分化为膜黄体细胞（theca lutein cell）。颗粒黄体细胞数量多，位于黄体中央，体积较大，呈多角形，着色浅，主要分泌孕酮和松弛素。膜黄体细胞数量少，位于黄体周边，体积小，圆形或多角形，细胞质和核染色较深，与颗粒黄体细胞协同分泌雌激素（图 19-4、图 19-5）。两种细胞均具有类固醇激素分泌细胞的超微结构特点。

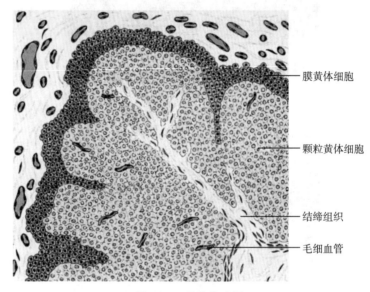

图 19-4　黄体模式图

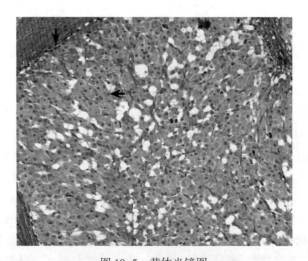

图 19-5　黄体光镜图

↓膜黄体细胞；←颗粒黄体细胞

黄体的转归取决于卵细胞是否受精。若排出的卵没有受精，黄体可维持 2 周，称为月经黄体。随后黄体细胞迅速变小和退化，逐渐被致密结缔组织取代，称为白体（corpus albicans）。若卵细胞受精，黄体在绒毛膜促性腺激素的刺激下继续发育，直径可达 4～5 cm，称妊娠黄体。妊娠黄体除分泌大量的雌激素和孕酮外，还分泌松弛素，使子宫平滑肌松弛，以维持妊娠。妊娠黄体可维持 6 个月甚至更长时间，然后也退化为白体。

四、闭锁卵泡

退化的卵泡称闭锁卵泡（atretic follicle）。从胎儿时期至出生后，乃至整个生殖期，绝大多数卵泡不能发育成熟，它们在发育的各个阶段停止生长并退化。其中的初级卵母细胞首先出现核固缩，细胞形态不规则，随后自溶消失；卵泡细胞或颗粒细胞死亡后被巨噬细胞和中性粒细胞吞噬；透明带塌陷成为不规则的嗜酸性环状物，存留较长一段时间后也消失。较大的次级卵泡和成熟卵泡闭锁时，膜细胞可形成不规则的上皮样细胞索团，散在于结缔组织中，称间质腺（interstitial gland）。人类卵巢间质腺少，猫及啮齿动物卵巢间质腺较发达，能分泌雌激素。

第二节 输 卵 管

输卵管可分为漏斗部、壶腹部、峡部和子宫部。其管壁由内而外分为 3 层：黏膜、肌层和浆膜（图 19-6）。

黏膜由上皮和固有层构成，向管腔突出形成纵行、有分支的皱襞，于壶腹部最发达，至子宫部逐渐减少。上皮为单层柱状上皮，由纤毛细胞和分泌细胞构成（图 19-6）。纤毛细胞的纤毛向子宫方向摆动，可将卵推向子宫，并阻止细菌进入腹膜腔。当精子进入输卵管后，受纤毛摆动造成的阻力的影响，只有少数运动能力强的精子才能到达壶腹部，与卵细胞会合。分泌细胞游离面有微绒毛，可分泌输卵管液，为卵提供营养，辅助卵的运行。输卵管上皮在雌激素和孕酮的作用下呈现周期性变化。

肌层由内环、外纵两层平滑肌构成，峡部最厚，壶腹部较薄。

第三节 子 宫

子宫为腔小壁厚的肌性器官，分底部、体部和颈部，底部和体部的子宫壁由外而内分为外膜、肌层和内膜（图 19-7）。

一、子宫底部和体部

（一）外膜

子宫底部和体部的外膜为浆膜。

（二）肌层

肌层很厚，由成束或成片的平滑肌构成，肌束间有结缔组织。肌层由内向外大致可分为黏膜下层、中间层和浆膜下层。浆膜下层和黏膜下层较薄，平滑肌呈纵行。中间层最厚，平滑肌分为内环行与外斜行，富含血管。成年女性子宫平滑肌纤维长约 50 μm，妊娠

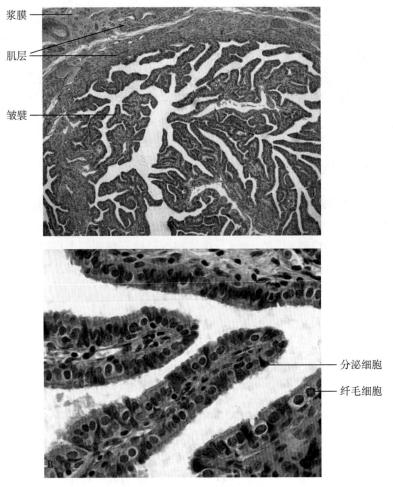

浆膜

肌层

皱襞

分泌细胞

纤毛细胞

B

图 19-6　输卵管及输卵管上皮光镜图

A. 输卵管；B. 输卵管上皮

时在卵巢激素的作用下，可显著增长至 500 μm，并且分裂增生；结缔组织中的未分化间充质细胞也增殖分化为平滑肌纤维，使肌纤维显著增多。分娩后，肌纤维迅速恢复正常，部分肌纤维退化消失。

（三）内膜

子宫内膜由上皮和固有层构成。上皮为单层柱状上皮，主要由分泌细胞和散在分布的纤毛细胞组成。固有层较厚，富含子宫腺、基质细胞和血管。子宫腺为黏膜上皮向固有层凹陷形成的单管状腺，近肌层处多有分支。基质细胞是分化程度较低的星形或梭形细胞，可合成、分泌胶原蛋白，并随子宫内膜的周期性变化而变化。

自青春期开始，在卵巢激素的作用下，子宫内膜浅层可随月经周期发生剥脱和出血，故称为功能层。功能层较厚，占子宫内膜的 2/3 ~ 4/5。子宫内膜深层在月经周期中不发生剥脱和出血，主要起增生和修复功能层的作用，称基底层。

子宫内膜含有丰富的血管。分布在基底层的小动脉短而直，称基底动脉，不受卵巢激素的影响；基底动脉的主干进入功能层后呈螺旋状走行，称螺旋动脉（coiled artery），对卵巢激素极为敏感。螺旋动脉在内膜浅部分支形成毛细血管网，然后汇合为小静脉，穿过肌层，汇合成子宫静脉。

二、子宫内膜的周期性变化

自青春期开始，在卵巢分泌的雌激素和孕酮的协同作用下，子宫底部和体部的内膜功能层发生周期性变化，即每28天左右发生一次内膜剥脱、出血、修复和增生，称月经周期（menstrual cycle）。剥脱的子宫内膜和排出的血液称月经。每个月经周期是从月经的第1天起至下次月经来潮的前一天止。一般分为月经期、增生期和分泌期（图19-8）。

（一）月经期

月经期（menstrual phase）为月经周期的第1～4天。若排出的卵未受精，月经黄体退化，雌激素和孕激素的水平骤然下降，螺旋动脉收缩，致使子宫内膜缺血，包括血管壁在内的各种组织细胞坏死。而后，在坏死组织的作用下，螺旋动脉短暂扩张，致使毛细血管破裂，血液溢入内膜功能层，内膜表层崩溃，坏死的组织块及血液进入子宫腔，从阴道排出。一次月经持续3～5天，血液排出量约为35 mL。在月经期末，基底层子宫腺残端的细胞迅速分裂增生，并向内膜表面铺展，修复内膜上皮，进入增生期。

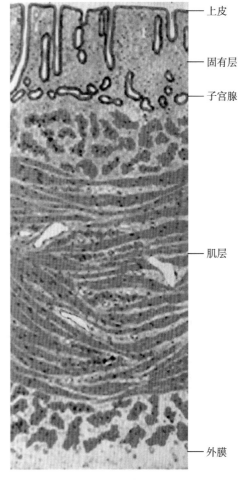

上皮

固有层

子宫腺

肌层

外膜

图19-7 子宫壁模式图

（二）增生期

增生期（proliferative phase）为月经周期的第5～14天。此期卵巢内有一批卵泡正在生长发育，故又称卵泡期。随着卵泡的发育成熟，雌激素分泌逐渐增多，在雌激素的作用下，子宫内膜的上皮细胞与基质细胞不断分裂增生。增生早期，子宫腺少，短而细。增生晚期，子宫内膜增厚至2～4 mm；子宫腺增多、增长，腺腔扩大，腺上皮细胞呈柱状，细胞质中出现糖原（图19-9、图19-10）；螺旋动脉也增长并弯曲。增生期末，卵巢内的成熟卵泡排卵，子宫内膜进入分泌期。

（三）分泌期

分泌期（secretory phase）为月经周期的第15～28天。排卵后，卵巢内形成黄体，故分泌期又称黄体期。在黄体分泌的雌激素和孕酮作用下，子宫内膜继续增厚；子宫腺极度弯曲，腺腔膨胀，充满腺细胞的分泌物，内有大量糖原（图19-9、图19-10）；固有层基质中含有大量组织液而呈现水肿；基质细胞肥大，细胞质内充满糖原和脂滴；螺旋动脉进一步增长，更加弯曲。至分泌期末，内膜厚度可达5～7 mm。若排出的卵受精，内膜继续增厚并发育为蜕膜；若排出的卵未受精，则内膜坏死脱落，进入下一个月经周期。

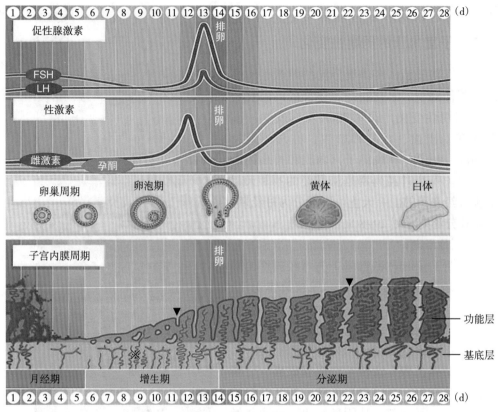

图 19-8 激素、卵巢和子宫内膜关系示意图

※ 示螺旋动脉；▼ 示子宫腺

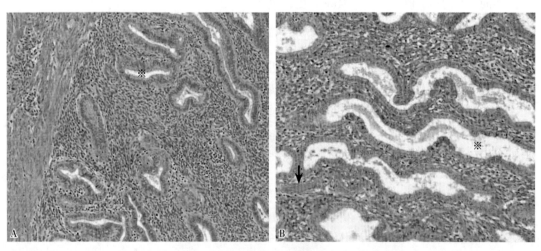

图 19-9 子宫内膜

A.增生期；B.分泌期；※ 子宫腺；↓螺旋动脉

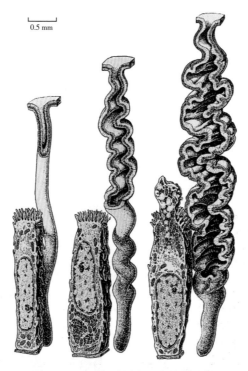

0.5 mm

图 19-10　子宫腺周期性变化模式图

三、子宫颈

子宫颈由黏膜、肌层和外膜组成。黏膜由上皮和固有层构成，肌层由平滑肌和富含弹性纤维的结缔组织构成，外膜是纤维膜。上皮为单层柱状上皮，由分泌细胞、纤毛细胞和储备细胞组成。分泌细胞最多，在雌激素作用下，细胞分泌量增多，分泌物为清亮透明的黏液，有利于精子通过；在孕激素作用下，细胞分泌量减少，分泌物黏稠呈凝胶状，可阻止精子和微生物进入子宫。纤毛细胞较少，散在分布于分泌细胞之间，其纤毛向阴道方向摆动，有利于分泌物排出。储备细胞为干细胞，位于上皮深部，在上皮的更新和修复损伤方面发挥作用。在慢性炎症时，储备细胞可增殖化生为复层扁平上皮，在增殖过程中也可发生癌变。宫颈阴道部为复层扁平上皮，在宫颈外口处与柱状上皮移行，分界清晰，是宫颈癌的好发部位。

第四节　阴　　道

阴道由黏膜、肌层和外膜构成。黏膜突起形成许多横行皱襞。黏膜上皮为未角化的复层扁平上皮，固有层含有丰富的毛细血管和弹性纤维。排卵前后，在雌激素作用下，阴道上皮增厚，细胞内糖原增多。上皮细胞脱落后，糖原被阴道内的乳酸杆菌分解为乳酸，使阴道分泌物呈酸性，可抑制微生物生长。阴道脱落细胞中还含有从子宫内膜和子宫颈脱落的上皮细胞，故阴道涂片也是临床诊断生殖道疾病的一种辅助方法，特别是发病率高的宫颈癌。

肌层较薄，为左、右螺旋相互交织成格子状的平滑肌束，肌束间弹性纤维丰富，使阴道壁易于扩张。阴道外口处为环行骨骼肌形成的尿道阴道括约肌。外膜为致密结缔组织，富含弹性纤维。

第五节　乳　腺

乳腺（mammary gland）于青春期开始发育，其结构随年龄和生理状况而异。妊娠期及哺乳期乳腺可分泌乳汁，称活动期乳腺；不处于分泌状态的乳腺，称静止期乳腺（图19-11）。

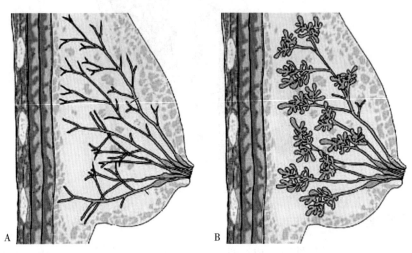

图 19-11　静止期（A）和活动期（B）乳腺模式图

（一）乳腺的一般结构

乳腺被结缔组织分隔为 15~25 叶，每叶又分为若干小叶，每个小叶含一个复管泡状腺。腺泡主要由单层立方或柱状上皮构成，上皮和基膜之间有肌上皮细胞。导管包括小叶内导管、小叶间导管和叶导管（即输乳管），分别由单层柱状上皮、复层柱状上皮和复层扁平上皮构成。输乳管开口于乳头，其上皮与乳头表皮相延续。

（二）静止期乳腺

静止期乳腺指未孕女性的乳腺。仅有少量小的腺泡和导管，脂肪组织和结缔组织丰富。在月经周期的分泌期，腺泡和导管略有增生（图19-12）。

（三）活动期乳腺

妊娠期在雌激素和孕激素的作用下，乳腺腺体迅速增生，腺泡增大。结缔组织和脂肪组织相对减少（图19-12）。妊娠后期，在催乳激素的刺激下，腺泡开始分泌，分泌物中含有脂滴、乳蛋白、乳糖及抗体等成分，称为初乳。哺乳期乳腺腺体更加发达，停止哺乳后，催乳激素水平下降，腺体萎缩，不再分泌乳汁，乳腺恢复静止期。

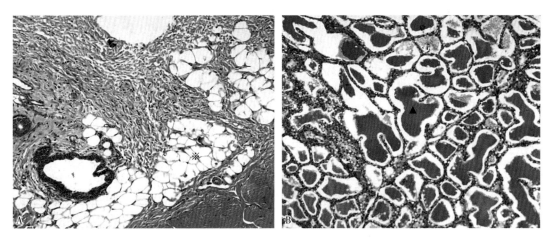

图 19-12　静止期（A）和活动期（B）乳腺光镜图

※ 脂肪组织；▲ 腺泡

数字课程学习

⬇ 教学 PPT　　🅔 习题

第二十章

胚胎学绪论

第一节　胚胎学的内容

人体胚胎学（human embryology）是研究人体发生和发育规律的自然科学。其研究内容包括生殖细胞的发生、受精、胚胎发育、胚胎和母体的关系及先天性畸形。人体胚胎发生从精子与卵细胞结合形成受精卵开始，直至胎儿分娩，历时 38 周（约 266 天）。

通常将人体胚胎发育过程分为三个时期：

胚前期（preembryonic period）：从受精卵到第 2 周末二胚层胚盘出现。

胚期（embryonic period）：从第 3 周到人胚发育第 8 周末为胚期。在此期末，胚的各器官、系统与外形都初具胎儿的雏形。

胎期（fetal period）：从人胚发育第 9 周至分娩为胎期。此期胎儿外形及各器官、系统进一步分化发育完善，并逐渐具有功能。

第二节　胚胎学的分支

胚胎学包括以下分支学科。

一、描述胚胎学

描述胚胎学（descriptive embryology）主要应用组织学和解剖学的方法（如光镜、电镜技术）观察胚胎发育的形态演变过程，包括外形的演变，从原始器官到永久性器官的演变，系统的形成，细胞的增殖、迁移和凋亡等，是胚胎学的基础内容。

二、比较胚胎学

比较胚胎学（comparative embryology）以比较不同种系动物（包括人类）的胚胎发育为研究内容，为探讨生物进化过程及其内在联系提供依据，并有助于更深刻地理解人胚的发育。

三、实验胚胎学

实验胚胎学（experimental embryology）对胚胎或体外培养的胚胎组织给予化学或物理因素刺激，或施加显微手术，观察其对胚胎发育的影响，旨在研究胚胎发育的内在规律和机制。

四、化学胚胎学

化学胚胎学（chemical embryology）应用化学与生物化学技术揭示胚胎生长发育过程中诸多化学物质的质与量的变化及代谢过程。

五、分子胚胎学

分子胚胎学（molecular embryology）用分子生物学的理论和方法探索胚胎发生过程中基因表达的时间顺序、空间分布与调控因素，研究基因表达产物（即各种蛋白质）在胚胎发育中的作用，以从根本上阐明胚胎发育的分子过程和机制。这是当前与今后胚胎学理论研究的前沿领域。

六、畸形学

在胚胎发育过程中，由于遗传因素或环境有害因素的影响，可导致胚胎异常发育，从而引起先天性畸形。畸形学（teratology）旨在研究各种先天性畸形发生的原因、机制和预防措施。

七、生殖工程学

生殖工程学（reproductive engineering）是胚胎学中新兴的研究领域，通过人工介入早期生殖过程以获得人们期望的新生个体。主要技术有体外受精、早期胚胎培养、胚胎移植、卵质内单精子或细胞核注射、配子和胚胎冻存等。试管婴儿和克隆动物是该领域最著名的成就。

第二十一章
胚胎发生总论

第一节　生殖细胞和受精

一、生殖细胞

生殖细胞（germ cell）又称配子，包括精子和卵子（详见第十八章、第十九章）。配子均为单倍体细胞，精子的核型为 23，X 或 23，Y，卵子的核型为 23，X。

（一）精子的获能

精子要和卵子结合，必须释放顶体酶溶解包裹卵子的放射冠和透明带。在男性生殖器官内发育成熟的精子，虽有运动能力，却无穿过放射冠和透明带的能力。这是由于精子头的外表面有一层能阻止顶体酶释放的糖蛋白。精子运行于子宫和输卵管时，该糖蛋白被去除，从而获得受精能力，此现象称获能（capacitation）。精子在女性生殖管道内的受精能力一般可维持 24 h。

（二）卵子的成熟

从卵巢排出的卵子处于第二次减数分裂的中期，排卵后进入输卵管并停留在输卵管的壶腹部，在受精时才完成第二次减数分裂。若未受精，则于排卵后 12~24 h 退化。

二、受精

受精（fertilization）是指精子与卵子结合形成受精卵的过程。正常的受精部位在输卵管壶腹部。应用避孕套、输卵管或输精管结扎等措施，可以阻止精子与卵子相遇，从而阻止受精。

（一）受精的过程

1. 当获能的精子与卵子相遇时，首先与卵子周围的放射冠接触。这时精子顶体的前膜与表面的细胞膜融合，继而破裂形成许多小孔，顶体内的酶逐渐释放出来。精子释放顶体酶，溶蚀放射冠和透明带的过程，称顶体反应（acrosome reaction）（图21-1）。通过顶体反应形成一个精子穿过的通道，精子则与卵子直接接触，这是受精的开始。

2. 精子头侧面的细胞膜与卵子细胞膜融合，随即精子的细胞核及细胞质进入卵子内，精子与卵子的细胞膜融合为一体。精卵结合后，卵子浅层细胞质内的皮质颗粒立即释放酶类，使透明带结构发生变化，特别是使 ZP3 分子变性，不能再与精子结合，从而阻止其他精子穿越透明带，这一过程称透明带反应（zona reaction）。这一反应保证了正常的单精受精。如果有 2 个精子同时进入卵子，则形成三倍体的胚胎，一般会中途流产或出生后夭折。

3. 精子进入卵子后，卵子迅速完成第二次减数分裂，排出一个第二极体。此时精子和卵子的细胞核分别称为雄原核（male pronucleus）和雌原核（female pronucleus）。两个原核逐渐在细胞中部靠拢，核膜随即消失，染色体混合，形成二倍体的受精卵（fertilized ovum），染色体数目恢复为 46 条。

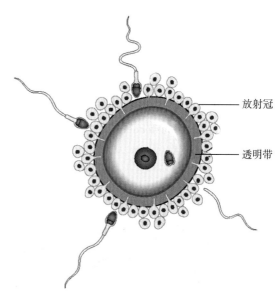

放射冠

透明带

图 21-1 受精过程示意图

（二）受精的意义

1. 精子与卵子的结合，恢复了细胞的二倍体核型；同时，来自双亲的遗传物质随机组合，加之生殖细胞在减数分裂时曾发生染色体片段交换和联合，使新个体具有与亲代不完全相同的性状。

2. 受精决定胎儿性别。带有 Y 染色体的精子与卵子结合，发育为男性；带有 X 染色体的精子与卵子结合，则发育为女性。

3. 精子进入卵子，使原本相对静止的卵子转入旺盛的生化合成和能量代谢，启动了胚胎发育的进程。

第二节 卵裂、胚泡形成和植入

一、卵裂

受精卵由输卵管向子宫方向运行中，不断进行有丝分裂，此过程称卵裂（cleavage）。卵裂产生的子细胞称卵裂球（blastomere）。随着卵裂球数目的增加，细胞逐渐变小，到第 3 天时形成一个由 12～16 个卵裂球组成的实心胚，称桑葚胚（morula）（图 21-2）。

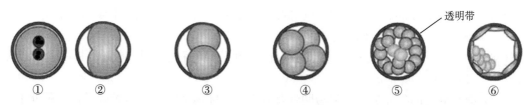

透明带

图 21-2 卵裂和胚泡形成

①雄原核和雌原核靠近；②开始卵裂；③二细胞期；④四细胞期；⑤桑葚胚；⑥胚泡

195

二、胚泡形成

第 4 天，桑葚胚进入子宫腔，其细胞继续分裂，细胞间逐渐出现小的腔隙，小腔隙最终汇合成一个大腔，腔内充满液体。透明带开始溶解，胚呈现为囊泡状，称胚泡（blastocyst）（图 21-2）。胚泡壁由单层细胞构成，称滋养层（trophoblast）。胚泡中心的腔称胚泡腔（blastocoele），胚泡腔内一侧的一群细胞，称内细胞群（inner cell mass）（图 21-3）。

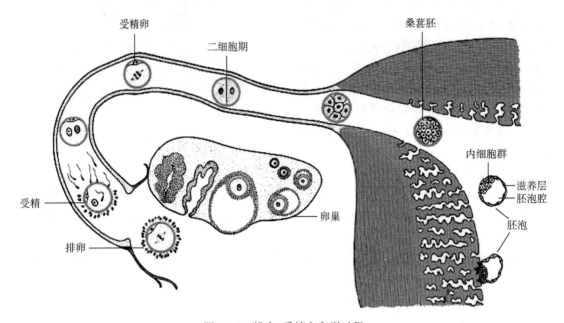

图 21-3　排卵、受精和卵裂过程

三、植入

胚泡埋入子宫内膜的过程称植入（implantation），又称着床（imbed）。植入始于受精后第 5~6 天，终于受精后第 11~12 天。

植入时，内细胞群侧的滋养层首先与子宫内膜接触，分泌蛋白水解酶，在内膜溶蚀出一个缺口，然后胚泡陷入缺口，逐渐被包埋其中。与内膜接触的滋养层细胞迅速增殖，滋养层增厚，并分化为内、外两层，外层细胞互相融合，细胞间界线消失，称合体滋养层（syncytiotrophoblast）；内层细胞界线清楚，由单层立方细胞组成，称细胞滋养层（cytotrophoblast）。细胞滋养层的细胞通过分裂使细胞数目不断增多，并补充、融入合体滋养层。胚泡全部植入子宫内膜后，缺口修复，植入完成。这时整个滋养层均分化为两层，并迅速增厚，合体滋养层内出现腔隙，称滋养层陷窝，其内含有母体血液（图 21-4）。

植入必须满足的条件是：胚泡透明带及时消失，胚泡适时进入宫腔，子宫内膜处于分泌期，有正常的子宫腔内环境。

植入后，子宫内膜进一步增厚，血液供应更丰富，腺体分泌更加旺盛，基质细胞变

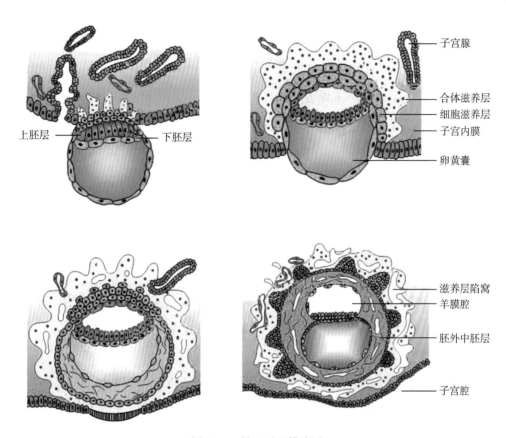

图 21-4 植入过程模式图

得十分肥大，富含糖原和脂滴。子宫内膜的这些变化称为蜕膜反应，此时的子宫内膜改称蜕膜（decidua）。根据蜕膜与胚的位置关系，将其分为三部分：①基蜕膜（decidua basalis），是位居胚深部的蜕膜。②包蜕膜（decidua capsularis），是覆盖在胚的子宫腔侧的蜕膜。③壁蜕膜（decidua parietalis），是子宫其余部分的蜕膜（图 21-5）。

胚泡的植入部位通常在子宫体和底部，最多见于后壁。若植入位于近宫颈处，在此形成胎盘，称前置胎盘（placenta previa），分娩时胎盘可堵塞产道，导致胎儿娩出困难。胚泡植入在子宫以外的部位称异位妊娠（ectopic pregnancy），又称宫外孕，多发生在输卵管，偶见于子宫阔韧带、肠系膜，甚至卵巢表面等处（图 21-6）。宫外孕胚胎多早期死亡。

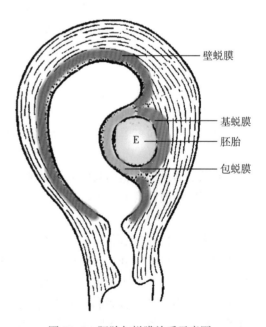

图 21-5 胚胎与蜕膜关系示意图

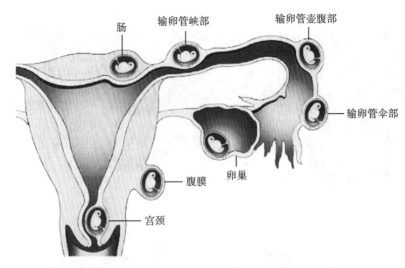

图 21-6　异位妊娠常见部位

第三节　胚层的形成

一、二胚层胚盘及相关结构的形成

（一）二胚层胚盘形成

在第 2 周胚泡植入过程中，内细胞群的细胞增殖分化，逐渐形成圆盘状的胚盘（embryonic disc），由两个胚层组成，邻近滋养层的一层柱状细胞为上胚层（epiblast），靠近胚泡腔侧的一层立方细胞为下胚层（hypoblast）（见图 21-4）。上胚层和下胚层紧贴，中间隔有基膜。胚盘是人体发生的原基。

（二）羊膜腔

上胚层细胞增殖，其内出现一个充满液体的小腔隙并逐渐增大，称羊膜腔。紧贴细胞滋养层的一层上胚层细胞呈扁平状，称成羊膜细胞。此层细胞形成最早的羊膜，并与上胚层其余部分共同包裹羊膜腔，所形成的囊称为羊膜囊。

（三）卵黄囊

下胚层周缘的细胞向腹侧生长延伸，形成由单层扁平上皮细胞围成的一个囊，即卵黄囊。下胚层构成卵黄囊的顶。

（四）胚外中胚层形成

胚泡腔内出现松散分布的星状细胞和细胞外基质，充填于细胞滋养层和卵黄囊、羊膜囊之间，形成胚外中胚层（见图 21-4）。继而胚外中胚层细胞间出现腔隙，腔隙逐渐汇合增大，在胚外中胚层内形成一个大腔，称胚外体腔（图 21-7）。胚外中胚层则分别附着于细胞滋养层内面及卵黄囊和羊膜囊的外面，羊膜腔顶壁尾侧与滋养层之间的胚外中胚层将两者连接起来，称体蒂（body stalk）。体蒂将发育为脐带的主要成分。

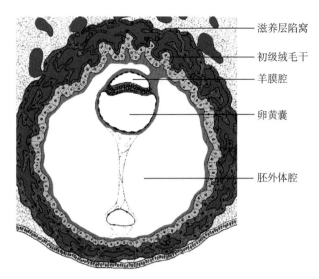

图 21-7 第 13 天人胚模式图

- 滋养层陷窝
- 初级绒毛干
- 羊膜腔
- 卵黄囊
- 胚外体腔

二、三胚层胚盘及相关结构的形成

（一）原条形成

第 3 周初，部分上胚层细胞增殖较快，在上胚层正中线的一侧形成一条增厚的细胞索，称原条（primitive streak）。原条的头端略膨大，为原结（primitive node）（图 21-8）。原条出现，胚盘即可区分出头、尾端，原条所在的一侧为尾端。继而在原条的中线出现一条浅沟，为原沟（primitive groove）；原结的中心出现浅凹，称为原凹（primitive pit）。

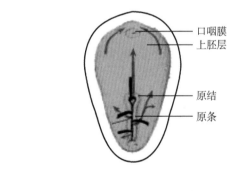

- 口咽膜
- 上胚层
- 原结
- 原条

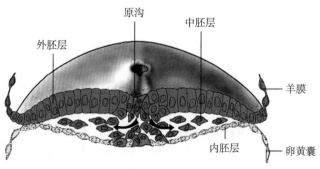

- 原沟
- 中胚层
- 外胚层
- 羊膜
- 内胚层
- 卵黄囊

图 21-8 第 16 天的胚盘

（二）三胚层胚盘形成

原沟深部的细胞在上、下胚层之间向周边扩展迁移，一部分细胞在上、下两胚层之间铺展形成一个夹层，称胚内中胚层，即中胚层（mesoderm），它在胚盘边缘与胚外中胚层衔接；另一部分细胞进入下胚层，并逐渐全部置换下胚层的细胞，形成一层新的细胞，称内胚层（endoderm）。在内胚层和中胚层出现之后，原来的上胚层改称外胚层（ectoderm）（图21-8）。在第3周末，外胚层、中胚层和内胚层紧密相贴，形成头端大、尾端小的梨形三胚层胚盘。

（三）脊索的形成

原结的细胞从原凹向头端增生迁移，形成一条单独的细胞索，称脊索（notochord），它在早期胚胎起一定支架作用（图21-9）。在脊索的头侧和原条的尾侧，各有一个没有中胚层的区域，此处只有内、外胚层相贴，分别称口咽膜和泄殖腔膜。脊索向头端生长，原条则相对缩短，最终消失。若原条细胞残留，在人体骶尾部可分化形成由多种组织构成的畸胎瘤（teratoma）。

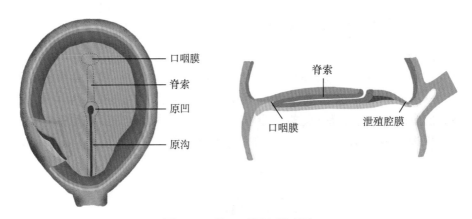

图 21-9　第 18 天胚盘模式图

第四节　三胚层的分化和胚体的形成

一、三胚层的分化

从第4周初至第8周末的发育过程，胚胎不仅初具人形，而且胚盘的三胚层分化发育，形成各器官系统的雏形。此时期的胚胎发育对环境因素的作用十分敏感，某些有害因素（病毒、药物等）容易通过母体影响胚胎发育，导致发生某些严重的先天性畸形。

（一）外胚层的分化

脊索形成后，诱导其背侧中线的外胚层增厚呈板状，称神经板（neural plate）。构成神经板的这部分外胚层称神经外胚层，其余部分的外胚层称表面外胚层。神经板随脊索的生长而增长，且头侧宽于尾侧。继而神经板中央沿长轴向脊索方向凹陷，形成神经沟（neural groove），沟两侧边缘隆起称神经褶（neural fold）。随着神经沟变深，两侧神经褶在神经沟中段逐渐靠拢并愈合，愈合向头尾两端延伸，使神经沟封闭为神经管（neural tube）

（图 21-10）。神经管是中枢神经系统的原基，将分化为脑和脊髓，以及视网膜、松果体和神经垂体等。神经管头端的孔称为前神经孔，闭合后发育为脑；尾端的孔称为后神经孔，闭合后发育成脊髓。如前、后神经孔未闭合，则分别导致无脑畸形和脊髓裂。

　　神经管形成时，神经板外侧缘的一些细胞迁移到神经管背外侧形成一条纵行细胞索，继而分裂为 2 条细胞索，分别位于神经管的背外侧，称神经嵴（neural crest）（图 21-11）。神经嵴是周围神经系统的原基，将分化为脑神经节、脊神经节、自主神经节及周围神经。神经嵴细胞还能远距离迁徙，形成肾上腺髓质等结构。

　　表面外胚层将分化为皮肤的表皮及其附属器，以及牙釉质、腺垂体、角膜上皮、晶状体、内耳膜迷路、口腔和鼻腔及肛门的上皮等。

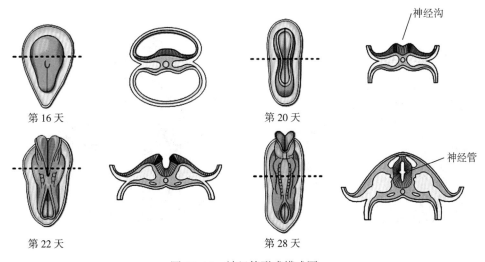

第 16 天

第 20 天　神经沟

第 22 天

第 28 天　神经管

图 21-10　神经管形成模式图

（二）中胚层的分化

　　脊索两旁的中胚层细胞增殖较快，从内向外依次分化为轴旁中胚层、间介中胚层和侧中胚层（图 21-11）。中胚层的细胞通常先形成间充质（mesenchyme），然后分化为血管、结缔组织和肌组织等。

　　1. 轴旁中胚层（paraxial mesoderm）　紧邻脊索两侧的中胚层细胞迅速增殖，在脊索的两旁形成一对纵行的细胞索，即轴旁中胚层。它随即分裂为块状细胞团，称体节（somite）。体节左右成对，从颈部向尾部依次形成，并随胚龄的增长而增多，故可根据体节的数量推算早期胚龄。第 5 周时，体节全部形成，共 42 ~ 44 对。体节将分化为背侧皮肤的真皮、骨骼肌和大部分中轴骨骼（如脊柱）。

　　2. 间介中胚层（intermediate mesoderm）　位于轴旁中胚层与侧中胚层之间，以后分化为泌尿生殖系统的主要器官。

　　3. 侧中胚层（lateral mesoderm）　是中胚层最外侧的部分，其内部先出现一些小的腔隙，然后融合为一个大的胚内体腔，并与胚外体腔相通。侧中胚层分为两层，与外胚层相贴的为体壁中胚层（parietal mesoderm），将主要分化为四肢和胸腹部的皮肤真皮、骨骼肌、骨骼和血管等；与内胚层相贴的为脏壁中胚层（visceral mesoderm），覆盖于原始消化管外

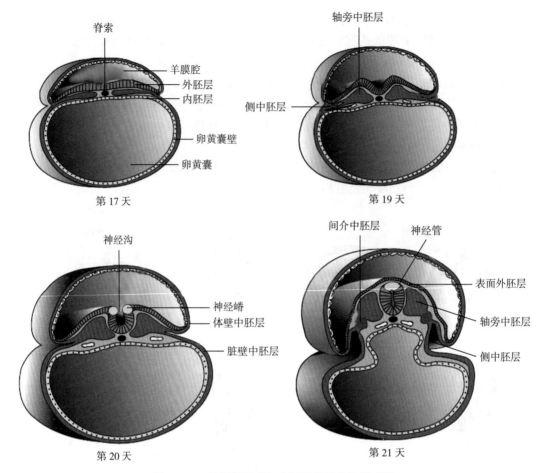

图 21-11　神经管形成与中胚层早期分化模式图

面，将分化为消化、呼吸系统的肌组织、结缔组织、血管和间皮等（图 21-11）。胚内体腔从头端到尾端分化为心包腔、胸膜腔和腹膜腔。

（三）内胚层的分化

随着胚体的包卷，内胚层卷折到胚体的最内部，形成原始消化管。原始消化管将分化为消化管、消化腺、呼吸道和肺的上皮组织，以及甲状腺、甲状旁腺、胸腺、中耳、膀胱和阴道等的上皮组织。

二、胚体的形成

随着胚层的分化，扁平形胚盘逐渐变为圆柱形的胚体。这是通过胚盘边缘向腹侧卷折形成头褶、尾褶和左右侧褶而实现的，也与羊膜腔和卵黄囊的演变有关。胚盘卷折主要是由于各部分生长速度的差异所引起的。胚盘中轴部的生长速度快于周边部，使胚体向背侧隆起；而外胚层的生长速度又快于内胚层，最终使外胚层包于胚体外表，内胚层卷到胚体内部。胚盘头尾方向的生长速度快于左右侧向的生长速度，头侧的生长速度又快于尾侧，因而胚盘卷折为头大尾小的圆柱形胚体，胚盘边缘则卷折到胚体腹侧，并逐渐并拢，最终在成脐处会聚（图 21-12）。

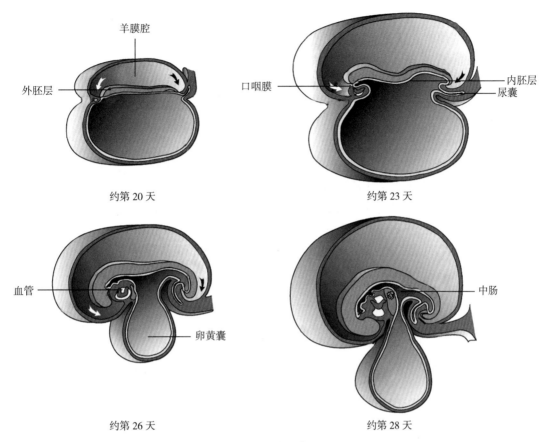

图 21-12 人胚侧面观

圆柱形胚体形成的结果是：胚体凸入羊膜腔的羊水内；体蒂和卵黄囊会合于胚体腹侧脐处，外包羊膜，形成原始脐带；口咽膜和泄殖腔膜分别转到胚体头和尾的腹侧；外胚层包于胚体外表；内胚层卷折到胚体内，形成头尾方向的原始消化管，管中段的腹侧借缩窄的卵黄蒂与卵黄囊通连，管头端由口咽膜封闭，尾端由泄殖腔膜封闭。至第 8 周末，胚体外表可见眼、耳、鼻和四肢，已初具人形。

第五节　胎膜和胎盘

胎膜和胎盘是对胚胎起营养、保护、呼吸、排泄等作用的附属结构，不参与胚胎本体的形成，有的结构还有内分泌功能。胎儿娩出后，胎膜、胎盘与子宫壁分离并被排出，总称为胞衣。

一、胎膜

胎膜（fetal membrane）包括绒毛膜、羊膜、卵黄囊、尿囊和脐带（图 21-13）。

（一）绒毛膜

绒毛膜（chorion）由滋养层和衬于其内面的胚外中胚层组成。植入完成后，滋养层已分化为合体滋养层和细胞滋养层两层，继之细胞滋养层的细胞局部增殖，形成许多伸入合体滋养层的隆起，这样，外部的合体滋养层和内部的细胞滋养层构成初级绒毛干（见图 21-7）。第 3 周时，胚外中胚层逐渐伸入绒毛干内，改称次级绒毛干。随后，绒毛干内胚外中胚层的间充质分化为结缔组织和血管，并与胚体内的血管相连通，此时改称三级绒毛干（图 21-14）。各级绒毛干的表面都发出分支，形成许多细小的绒毛。同时，绒毛干末端的细胞滋养层增殖，穿出合体滋养层，伸抵蜕膜组织，将绒毛干固着于蜕膜上，并沿蜕膜扩展，彼此连接形成一层细胞滋养层壳，使绒毛膜与子宫蜕膜牢固连接（图 21-15）。原滋养层陷窝演变为绒毛干之间的绒毛间隙（intervillous space），绒毛间隙内充满从子宫螺旋动脉来的母体血。胚胎借绒毛汲取母体血中的营养物质并排出代谢产物。

　　胚胎早期，整个绒毛膜表面的绒毛分布均匀。之后，由于包蜕膜侧的血供缺乏，绒毛逐渐退化、消失，形成表面无绒毛的平滑绒毛膜（smooth chorion）。基蜕膜侧由于血供充足，该处绒毛反复分支，生长茂密，称丛密绒毛膜（villous chorion）（图 21-13、图 21-16），它与基蜕膜共同组成胎盘。丛密绒毛膜内的血管通过脐带与胚体内的血管相连通。此

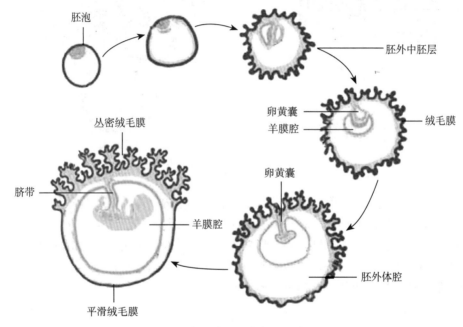

图 21-13　胎膜的演变

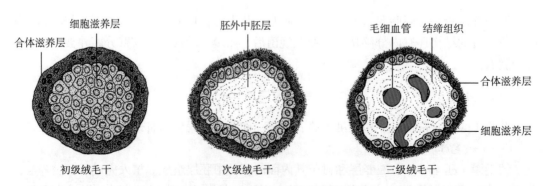

图 21-14　绒毛干的分化发育模式图

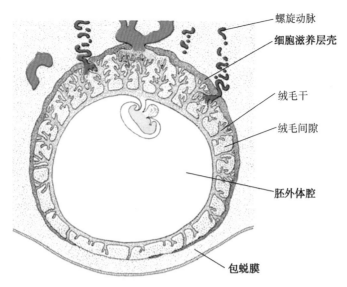

图 21-15 人胚第 2 周末模式图

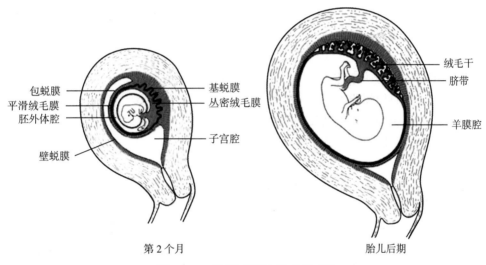

第 2 个月 　　　　　　　　　　胎儿后期

图 21-16 胎膜、蜕膜与胎盘模式图

后，随着胚胎的发育增长及羊膜腔的不断扩大，羊膜、平滑绒毛膜和包蜕膜进一步凸向子宫腔，最终与壁蜕膜融合，子宫腔最终消失（图 21-16）。

绒毛膜为早期胚胎发育提供营养，在绒毛膜发育过程中，若血管发育不良或与胚体内血管未通连，胚胎可因缺乏营养而发育迟缓或死亡。若滋养层细胞过度增生、绒毛内结缔组织变性水肿、血管消失，则绒毛呈葡萄状或水泡状，称葡萄胎或水泡状胎块。若滋养层细胞癌变称绒毛膜上皮癌。

（二）羊膜

羊膜（amnion）为半透明薄膜，羊膜腔内充满羊水（amniotic fluid），胚胎在羊水中生长发育。羊膜最初附着于胚盘的边缘，随着胚体形成、羊膜腔扩大，胚体凸入羊膜腔内，羊膜在胚胎的腹侧包裹体蒂，形成原始脐带。羊膜腔的扩大逐渐使羊膜与绒毛膜相贴，胚外体腔消失（图 21-13、图 21-16）。

羊水呈弱碱性，含有脱落的上皮细胞和一些胎儿的代谢产物。羊水主要由羊膜不断分泌产生，又不断地被羊膜吸收和被胎儿吞饮、排泄，故羊水是不断更新的。羊膜和羊水在胚胎发育中起重要的保护作用，如胚胎在羊水中可较自由地活动，有利于骨骼、肌肉的正常发育，还可防止胚胎局部粘连或受外力的压迫与振荡。临产时，羊水还具有扩张宫颈、冲洗产道的作用。随着胚胎的长大，羊水也相应增多，足月分娩时有 1 000 ~ 1 500 mL。若羊水过少（少于 500 mL），胎儿易与羊膜粘连，影响正常发育；羊水过多（多于 2 000 mL），也可影响胎儿正常发育。羊水含量不正常，通常还与某些先天性畸形有关，如胎儿尿道闭锁或无肾可致羊水过少，胎儿神经管封闭不全或消化道闭锁可致羊水过多。穿刺抽取羊水，进行细胞染色体检查或测定羊水中某些物质的含量，可以早期诊断某些先天性异常。

（三）卵黄囊

卵黄囊（yolk sac）位于原始消化管腹侧（见图 21-12、图 21-13）。鸟类胚胎的卵黄囊贮存大量卵黄，为其胚胎发育提供营养。人胚卵黄囊内没有卵黄，其出现为种系发生和进化过程的重演。人胚胎卵黄囊被包入脐带后，与原始消化管相连的卵黄蒂于第 6 周闭锁，卵黄囊也逐渐退化，但人类的造血干细胞和原始生殖细胞分别来自卵黄囊壁的胚外中胚层和近尿囊处的内胚层。

（四）尿囊

尿囊（allantois）是从卵黄囊尾侧向体蒂内伸出的一个小盲管（见图 21-12），随着胚体的卷折而开口于原始消化管尾段的腹侧。当与它相通的原始消化管演化为膀胱时，尿囊成为从膀胱顶部至脐内的一条细管，称脐尿管。脐尿管闭锁后形成脐中韧带，尿囊壁的胚外中胚层演变为脐带内的脐动脉和脐静脉。

（五）脐带

脐带（umbilical cord）是连于胚胎脐部与胎盘间的索状结构（图 21-16）。脐带外包羊膜，内含黏液性结缔组织。结缔组织内除有闭锁的脐尿管和卵黄囊外，还有脐动脉和脐静脉。脐血管的一端与胚胎血管相连，另一端与胎盘绒毛血管相连。脐动脉有 2 条，将胚胎血液运送至胎盘绒毛内，在此与绒毛间隙内的母体血液进行物质交换。脐静脉仅有 1 条，将胎盘绒毛汇集的血液送回胚胎。胎儿出生时，脐带长 40 ~ 60 cm，粗 1.5 ~ 2 cm。脐带过短，胎儿娩出时易引起胎盘过早剥离，造成出血过多；脐带过长，易缠绕胎儿肢体或颈部，可致局部发育不良，严重时可致胎儿窒息死亡。

二、胎盘

（一）胎盘的结构

胎盘（placenta）是由胎儿的丛密绒毛膜与母体的基蜕膜共同组成的圆盘状结构。

1. 一般结构　足月胎儿的胎盘质量约 500 g，直径 15 ~ 20 cm，中央厚，周边薄。胎盘的胎儿面光滑，表面覆有羊膜，脐带附于中央或稍偏，透过羊膜可见呈放射状走行的脐血管分支。胎盘的母体面粗糙，为剥离后的基蜕膜，可见 15 ~ 30 个由浅沟分隔的胎盘小叶（图 21-17）。

2. 组织结构　在胎盘垂直切面上，可见羊膜下方为绒毛膜的结缔组织，脐血管的分

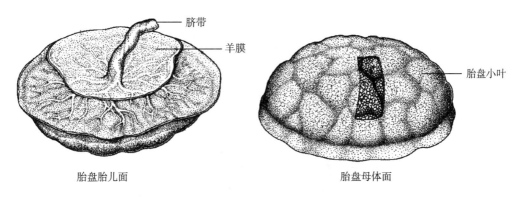

脐带

羊膜

胎盘小叶

胎盘胎儿面

胎盘母体面

图 21-17 胎盘模式图

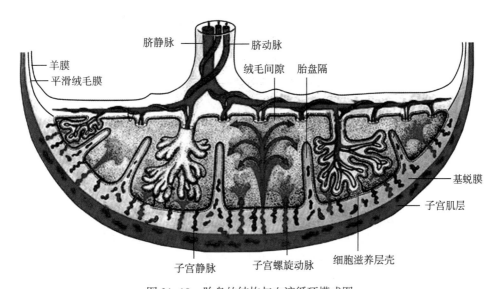

脐静脉 脐动脉

绒毛间隙 胎盘隔

羊膜

平滑绒毛膜

基蜕膜

子宫肌层

子宫静脉 子宫螺旋动脉 细胞滋养层壳

图 21-18 胎盘的结构与血液循环模式图

支行于其中。绒毛膜发出 40~60 根绒毛干，绒毛干又发出许多细小绒毛，绒毛干的末端以细胞滋养层壳固着于基蜕膜上。脐血管的分支沿绒毛干进入绒毛内，形成毛细血管。绒毛干之间为绒毛间隙，由基蜕膜构成的短隔伸入间隙内，称胎盘隔（placental septum）。胎盘隔将绒毛干分隔到胎盘小叶内，每个小叶含 1~4 根绒毛干。子宫螺旋动脉与子宫静脉开口于绒毛间隙，故绒毛间隙内充满了母体血，绒毛浸在母体血中（图 21-18）。

（二）胎盘的血液循环

1. 胎盘血液循环特点 胎盘内有母体和胎儿两套血液循环，两者的血液在各自的封闭管道内循环，互不相混，但可进行物质交换。

2. 胎盘血液循环途径 母体动脉血从子宫螺旋动脉流入绒毛间隙，在此与绒毛毛细血管内的胎儿血进行物质交换后，由子宫静脉回流入母体；胎儿的静脉血经脐动脉及其分支流入绒毛毛细血管，与绒毛间隙内的母体血进行物质交换后，成为动脉性质的血，经脐静脉回流到胎儿（图 21-18）。

（三）胎盘屏障

胎儿血与母体血在胎盘内进行物质交换所通过的结构称胎盘屏障（placental barrier）

或胎盘膜。早期胎盘屏膜由合体滋养层、细胞滋养层和基膜、薄层绒毛结缔组织及毛细血管基膜和内皮组成。发育后期，由于细胞滋养层在许多部位消失及合体滋养层在一些部位仅为一薄层细胞质，故胎盘屏障变薄，胎儿血与母体血之间仅隔以绒毛毛细血管内皮、薄层合体滋养层及两者的基膜，更有利于胎儿血与母体血间的物质交换（图21-19）。

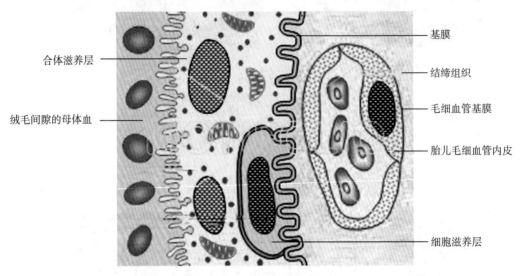

图21-19　胎盘屏障模式图

（四）胎盘的功能

1. 物质交换　是胎盘的主要功能，胎儿通过胎盘从母体血中获得氧和营养，排出二氧化碳和代谢产物，因此胎盘具有相当于出生后小肠、肺和肾的功能。由于某些药物、病毒和激素可以透过胎盘膜影响胎儿，故孕妇用药须慎重。

2. 内分泌功能　胎盘的合体滋养层能分泌多种激素，对维持妊娠起重要作用。

（1）人绒毛膜促性腺激素（human chorionic gonadotropin，hCG）：于妊娠的第2周开始分泌，第8周达高峰，以后逐渐下降。hCG能促进母体黄体的生长发育，以维持妊娠。

（2）人胎盘催乳素（human placental lactogen）：于妊娠的第2个月开始分泌，第8个月达高峰，直到分娩。此激素既能促使母体乳腺生长发育，又可促进胎儿的生长发育。

（3）孕激素和雌激素：于妊娠第4个月开始分泌，以后逐渐增多。母体的卵巢黄体退化后，这两种激素起着继续维持妊娠的作用。

第六节　双胎、多胎和联体双胎

一、双胎

双胎（twins）又称孪生，双胎的发生率约占新生儿的1%。双胎有两种，即双卵孪生和单卵孪生。

（一）双卵孪生

女性一次排出两个卵子，分别受精后发育为双卵孪生，占双胎的大多数。它们有各自的胎膜和胎盘，性别相同或不同，相貌和生理特性的差异如同一般兄弟姐妹，仅是同龄而已。

（二）单卵孪生

由一个受精卵发育为两个胚胎，故此种双胎儿的遗传基因完全一样。它们的性别一致，而且相貌和生理特征也极相似。形成单卵孪生的主要原因：①一个受精卵发育成两个胚泡，它们分别植入，两个胎儿有各自的羊膜腔、绒毛膜和胎盘。②一个胚泡内出现两个内细胞群，各发育为一个胚胎，这类孪生儿有各自的羊膜，但共享一个胎盘。③一个胚盘上出现两个原条与脊索，诱导形成两个神经管，发育为两个胚胎，这类孪生儿同位于一个羊膜腔内，也共享一个绒毛膜与胎盘（图 21-20）。

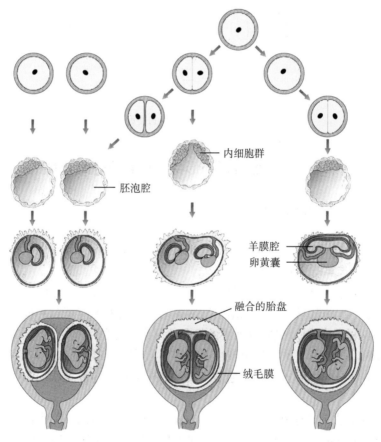

图 21-20　孪生形成示意图

二、多胎

一次娩出两个以上新生儿为多胎（multiplets）。多胎的原因可以是单卵性、多卵性或混合性，常为混合性多胎。多胎发生率低，三胎约万分之一，四胎约百万分之一，四胎以上更为罕见，多不易存活。

三、联体双胎

在单卵孪生中，当一个胚盘出现两个原条并分别发育为两个胚胎时，若两个原条靠得较近，胚体形成时容易发生局部连接，称联体双胎。联体双胎有对称型和不对称型两类。对称型指两个胚胎一样大小，根据连接的部位分为头联胎、胸腹联胎、臀联胎等（图21-21）。不对称型指两个胚胎一大一小，小者常发育不全，形成寄生胎或胎中胎。

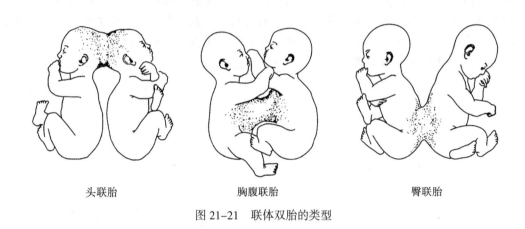

头联胎　　　　　　　　　胸腹联胎　　　　　　　　　臀联胎

图 21-21　联体双胎的类型

第七节　胚胎各期外形特征和胚胎龄的计算

临床常以月经龄推算胚胎龄，即从孕妇末次月经的第1天算起，至胎儿娩出共约40周。胚胎学者则常用受精龄，即从受精之日为起点推算胚胎龄，受精一般发生在月经周期的第14天左右，故从受精到胎儿娩出约为38周。但由于妇女的月经周期常受环境变化的影响，故胚胎龄的推算难免有误差。

胚胎学研究工作者所获得的人胚胎标本，大多缺乏产妇月经时间的准确记录。胚胎学家根据大量胚胎标本的观察研究，总结归纳出各期胚胎的外形特征和长度，以作为推算胚胎龄的依据。如第1~3周，主要根据胚的发育状况和胚盘的结构；第4~5周，常利用体节数及鳃弓与眼、耳、鼻等始基的出现情况；第6~8周，则依据四肢与颜面的发育特征。胎龄的推算，主要根据颜面、皮肤、毛发、四肢和外生殖器的发育状况，并参照身长、足长和体重等。

胚胎长度的测量标准有3种：①最长值（greatest length，GL），多用于测量第1~3周的胚。②顶臀长（crown-rump length，CRL），又称坐高，用于测量第4周及以后的胚胎。③顶跟长（crown-heal length，CHL），又称立高，常用于测量胎儿。用B超测定孕妇体内胚胎的顶臀长等与直接测量胚胎标本的数据很接近，故应用B超测量是一个值得开展的工作。

数字课程学习

⬇ 教学PPT　　🅔 习题

主要参考书目

［1］石玉秀．组织学与胚胎学．3 版．北京：高等教育出版社，2018.

［2］成令忠，钟翠平，蔡文琴．现代组织学．3 版．上海：上海科学技术文献出版社，2003.

［3］刘斌，高英茂．人体胚胎学．9 版．北京：人民卫生出版社，1996.

［4］李继承，曾园山．组织学与胚胎学．7 版．北京：人民卫生出版社，2018.

［5］徐晨．组织学与胚胎学．2 版．北京：高等教育出版社，2015.

［6］雷亚宁．实用组织学与胚胎学．杭州：浙江大学出版社，2005.

［7］刘厚奇．医学发育生物学．4 版．北京：科学出版社，2018.

［8］刘慧雯．人类胚胎学图谱．北京：人民卫生出版社，2017.

［9］Junqueira LC，Carneiro J. Basic Histology. 11th ed. New York：McGraw-Hill Co.，2005.

［10］Ross MH，Pawlina W. Histology. 5th ed. Philadelphia：Lippincott Williams & Wilkins，2006.

［11］Mescher A. Junqueira's Basic Hislology：Text and Atlas. 14th ed. New York：McGraw-Hill Education，2015.

郑重声明

高等教育出版社依法对本书享有专有出版权。任何未经许可的复制、销售行为均违反《中华人民共和国著作权法》，其行为人将承担相应的民事责任和行政责任；构成犯罪的，将被依法追究刑事责任。为了维护市场秩序，保护读者的合法权益，避免读者误用盗版书造成不良后果，我社将配合行政执法部门和司法机关对违法犯罪的单位和个人进行严厉打击。社会各界人士如发现上述侵权行为，希望及时举报，本社将奖励举报有功人员。

反盗版举报电话　　（010）58581999　58582371　58582488
反盗版举报传真　　（010）82086060
反盗版举报邮箱　　dd@hep.com.cn
通信地址　北京市西城区德外大街4号　高等教育出版社法律事务与版权管理部
邮政编码　100120

防伪查询说明

用户购书后刮开封底防伪涂层，利用手机微信等软件扫描二维码，会跳转至防伪查询网页，获得所购图书详细信息。也可将防伪二维码下的20位密码按从左到右、从上到下的顺序发送短信至106695881280，免费查询所购图书真伪。

反盗版短信举报

编辑短信"JB，图书名称，出版社，购买地点"发送至10669588128

防伪客服电话

（010）58582300